ビビらず当直できる

内科救急のオキテ

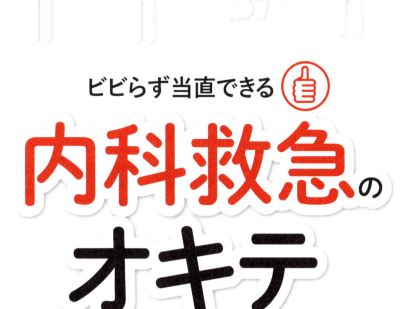

坂本 壮

順天堂大学医学部附属練馬病院救急・集中治療科／
西伊豆健育会病院内科（非常勤）

医学書院

著者紹介

坂本　壮（さかもと　そう）

順天堂大学医学部附属練馬病院救急・集中治療科／西伊豆健育会病院内科(非常勤)

救急科専門医，集中治療専門医，総合内科専門医，ICLS インストラクター

順天堂大学医学部附属練馬病院 2011 年，2013 年ベストチューター

関東若手医師フェデレーションスーパーバイザー

- 著書：『救急外来ただいま診断中！』（中外医学社, 2015 年）
- 座右の銘："No Passion, No Education!"
　　　　　 "Teaching is Learning twice over!"
　　　　　 "継続は力なり"

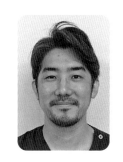

ビビらず当直できる　内科救急のオキテ

発　行　2017 年 8 月 1 日　第 1 版第 1 刷Ⓒ
著　者　坂本　壮
発行者　株式会社　医学書院
　　　　代表取締役　金原　優
　　　　〒113-8719　東京都文京区本郷 1-28-23
　　　　電話 03-3817-5600(社内案内)

印刷・製本　大日本法令印刷

本書の複製権・翻訳権・上映権・譲渡権・貸与権・公衆送信権(送信可能化権を含む)は株式会社医学書院が保有します．

ISBN978-4-260-03197-4

本書を無断で複製する行為(複写，スキャン，デジタルデータ化など)は，「私的使用のための複製」など著作権法上の限られた例外を除き禁じられています．大学，病院，診療所，企業などにおいて，業務上使用する目的(診療，研究活動を含む)で上記の行為を行うことは，その使用範囲が内部的であっても，私的使用には該当せず，違法です．また私的使用に該当する場合であっても，代行業者等の第三者に依頼して上記の行為を行うことは違法となります．

JCOPY 〈出版者著作権管理機構　委託出版物〉
本書の無断複製は著作権法上での例外を除き禁じられています．複製される場合は，そのつど事前に，出版者著作権管理機構（電話 03-3513-6969，FAX 03-3513-6979，info@jcopy.or.jp）の許諾を得てください．

推薦のことば

　『救急外来ただいま診断中！』（中外医学社，2015 年）を出版した坂本壮先生は，全国の研修病院での講演会に引っ張りだこである．私もこの本を愛用しているが，このたび満を持して『ビビらず当直できる 内科救急のオキテ』が上梓された．本書では実際の症例が簡潔にプレゼンされ，症状とバイタルサインから診断推論をどのように展開すべきかがわかりやすく示されている．帰してはいけない患者を救急外来で見逃さないための 5 つの重要ポイントが示されている．

① よく出合う疾患は非典型的症状も理解しよう！
　冷や汗を出しながら胸痛を訴える患者には，誰でも心電図をとるだろう．難しいのは，突然の息切れや倦怠感，食欲不振で来院する非典型的な心筋梗塞を見抜けるかということである．高齢者，女性，糖尿病患者は非典型的症状を呈することが多い．

② バイタルサインを正しく解釈しよう！
　「呼吸数が最も重要なバイタルサイン」という意見に賛成である．内服中の薬剤によって，あまり影響を受けないのは呼吸数だからだ．患者と同じタイミングで呼吸をしてもよいし，呼吸に合わせてスマートフォンの画面をタップすると 1 分間の呼吸回数がわかる便利なアプリもある．

③ 検査の選択は適切に！
　「検査の 3 種の神器＋1」として，血液ガス，エコー，心電図，グラム染色の重要性が解説されている．救急室で検査が多くなるのはやむを得ないが，検査はその結果が治療を左右する場合にのみ行うべきである．日本は諸

外国に比べ医療被曝が多く，がん患者の 3% は医療被曝が原因である可能性が指摘されている（Lancet 363：345-351, 2004）．したがって，若い患者への CT 検査の適応には十分注意する必要がある．

④ 重症度を正しく評価しよう！

バイタルサインの異常や，異常な痛がり方は「何かある」と心して診療しなければならない．壊死性軟部組織感染症では，皮膚所見と合わない異常な疼痛の訴えや急速な病変の広がりが診断のポイントだ．救急室ですべての原因が明らかになるわけではない．そのような場合には時間を味方につけ，入院経過観察や細やかな外来フォローアップにより，誤診を防ぐことが可能である．

⑤ 原因検索を怠るな！

「階段下で倒れていた意識障害の酔っぱらい」の鑑別診断でよく問題となる．アルコールのために意識が悪いと考えるのは早計である．階段からの転落による頭部外傷，転落とは無関係の脳血管障害，低血糖，電解質異常，ビタミン B_1 欠乏症，てんかん，感染症など考慮すべき原因は多岐にわたる．

*

これから救急室デビューをする初期研修医や，若手医師をどのように指導すべきか悩んでいる指導医には大変参考となる本である．坂本先生の長年の臨床経験から抽出されたエッセンスが凝集している．何度も繰り返し読み，自らの教育症例を書き加えながら，実臨床に役立てていただきたい．

2017 年 7 月

諏訪中央病院総合内科　山中克郎

まえがき

「今日も 1 日を生き延びた　終わることなき罪よ　男たちはまた俺を追いかける　明日も〜♪」

　2017 年に日本初演 30 周年を迎えたミュージカル『レ・ミゼラブル"Les Miserables"』（原作：ヴィクトル・ユーゴー，音楽：クロード＝ミッシェル・シェーンベルク）の 1 幕の最後に流れる代表的なナンバー『One Day More』の冒頭の歌詞です．ジャン・バルジャンを皮切りに，ジャベール，マリウス，コゼット，エポニーヌ，アンジョルラスや学生たちが明日に思いを馳せる歌であり，最もパワーがあり 2 幕に向けて会場のボルテージは最高潮となります．

　当直明けの朝，私は毎回，このジャン・バルジャンの台詞，「今日も 1 日を生き延びた」と似たような気持ちになります．夜間に多数訪れる救急患者や院内の急変患者を同僚，研修医とともに対応した後は，いつもこんな感じなのです．経験を積むにつれて自信をもって対応できることは増えましたが，いまだに原因がわからず頭を悩ませることも少なくありません．また，何とか救命できたものの挿管困難であった症例や，予想とは異なる経過をたどった症例を経験し，冷や汗をかくこともあるのです．そしてまた当直の日を迎え，びくびくしながら当直に臨みます．この繰り返しです．

＊

　「救急」と聞くと，ドラマ『救命病棟 24 時』や『コード・ブルー』のような救命救急センター（3 次救急）のイメージが強いかもしれませんが，多くの救急患者は意識障害や腹痛などの 2 次ないし 1 次救急の患者であり，それらの原因の多くが内科疾患です．頭部打撲など外傷を理由に受診した患者においても，原因が内科疾患であることは珍しくありません．将来何科に進もうとも，多くの場合当直を避けることはできず，原因として多い内科疾患

まえがき

の救急対応は誰もが身につけておく必要があります．本書は，そんな内科疾患の対応をいかにして行うべきかを私なりにまとめたものです．『内科救急のオキテ』と偉そうなタイトルをつけてはいますが，私もまだまだ救急外来対応を勉強中であり，あくまで現段階での自分なりのオキテです．みなさんなりのオキテを追記し，自身の内科救急患者へのアプローチを確立していただければ幸いです．

＊

『レ・ミゼラブル』は，「戦う者の歌が聴こえるか？ 鼓動があのドラムと響き合えば 新たに熱い生命（いのち）が始まる 明日が来たとき そうさ明日が！」(The People's Song: Do You Hear The People Sing? "民衆の歌"）を出演者全員で歌い，幕を閉じます．本書を読み，このような気持ちで少しでも自信をもって，仲間とともに熱い気持ちで明日からの診療に臨むことを願っています．

＊

最後に，本書の企画・編集において安部さんはじめ医学書院の方々に大変お世話になりました．そして，当直や講演で家にいないことが多い私をいつも嫌な顔をせず支えてくれる妻，元気をくれる2人の子どもたちに感謝します．

2017年7月

坂本　壮

目次

帰してはいけない患者を見逃さないための
5つのポイント｜001

1章 よく出合う疾患は非典型的症状も理解しよう！ 005
Common is common!

Case 01 嘔気，脱力で救急搬送された78歳・女性｜006
One more message｜頻度の高い疾患の非典型的症状をおさえよ！｜014
Case 02 飲酒後に嘔吐，めまい出現の68歳・男性｜015
One more message｜真の典型的症状を理解しよう！｜028
Case 03 左手に力が入らず，呂律も回らない75歳・男性｜029
One more message｜患者の自己診断を侮るな！｜038

2章 バイタルサインを正しく解釈しよう！ 039
火のない所に煙は立たぬ

❶ 通常の変化を知ろう！
  正常を知らなければ異常に気がつかない｜041
Case 04 転倒，顔色不良で救急搬送された75歳・男性｜044
❷ 意識障害を見逃すな！｜048
Case 05 卒倒後，ぼーっとしている68歳・女性｜050
Case 06 感冒症状があり，反応が乏しい68歳・男性｜054
One more message｜意識障害のアプローチ「10の鉄則」｜058
❸ 呼吸数を軽視するな！｜064
Case 07 呼吸困難と両手のしびれを訴える74歳・女性｜067

❹ 総合的に評価せよ！ |072
Case 08 口に運んだ食事をこぼす 88 歳・女性 |076
❺ 普段と比較せよ！ |077
❻ 薬剤の影響を忘れずに！ |079
|One more message| くすりもりすく |082

検査の選択は適切に！ 085
「検査の 3 種の神器＋1」を極めよう

Case 09 倦怠感と嘔吐で受診した 72 歳・男性 |087
Case 10 側腹部痛で目が覚めた 58 歳・男性 |091
Case 11 発熱，下腹部痛が出現した 64 歳・女性 |097
|One more message| 検査結果は予想して判断せよ！ |108

重症度を正しく評価しよう！ 111
診るべきポイントを誤らない

Case 12 左腓腹部の激痛を訴える 42 歳・男性 |113
Case 13 感冒症状，呼吸困難を訴える 78 歳・男性 |121
Case 14 増強する腹痛が出現した 58 歳・男性 |138

原因検索を怠るな！ 147
臭いものに蓋をするべからず

Case 15 転倒し，頭部を打撲した 68 歳・男性 |148
|One more message| 場所が変わればマネジメントも変わる！
相手の立場を考え対応せよ！ |160

救急外来で備えておくべき心構え |162

診断名一覧 |165
索引 |167

研修医からの質問

① 年齢で治療方針を決定してよいのでしょうか？ | 027
② 高齢者総合機能評価（CGA）を救急外来ですべてとるのは大変です．何かコツはありますか？ | 043
③ 最も重要なバイタルサインは何ですか？ | 066
④ 心臓の動きが問題なければ心不全ではないですよね？ | 103
⑤ 自信をもって読影するにはどうしたらよいですか？ | 107
⑥ 検査を提出する際に注意することはありますか？ | 110
⑦ 誤嚥性肺炎の重症度も CURB-65 を利用してよいですか？ | 136
⑧ 子どもの頭部外傷患者に対する病状説明で注意することはありますか？ | 156
⑨ ショックのときの皮膚所見はどのようなものですか？ | 159

イラスト：田原直子
本文・表紙デザイン：遠藤陽一（デザインワークショップジン）

帰してはいけない患者を見逃さないための5つのポイント

　みなさん，突然ですが救急外来で仕事をしていて「見逃したこと」はありますか？「胃腸炎だと思ったら虫垂炎であった」「打撲と思ったら骨折であった」「過換気だと思ったら肺血栓塞栓症であった」「心筋梗塞は否定したつもりであったが，その後……」など，初診時の診断が後日覆った経験があるのではないでしょうか．いままで見逃したことが一度もないという人がいたら，それはそれで素晴らしいことですが，実は自分が知らないだけで，受診後に症状が改善しないために他院を受診し，思っていた疾患とは異なる診断がついていることも少なくありません．その見逃しが患者さんにとって不利益とならなければよいのですが，そのせいで治療期間が長引いてしまう，さらには命を落としてしまうようなことがあってはいけません．

　見逃しを防ぐためにはどうすればよいでしょうか？ 確定診断する努力を怠ってはいけませんが，いろいろと制限のある救急外来では具体的な診断名がつかないことはどうしてもあります．そのような場合でも少なくとも問題点をすべて拾い上げる必要があります．そしてそこから見逃してはいけない疾患を想起できるかが重要です．私は次の5つを常に意識して対応するようにしています．

帰してはいけない患者を見逃さないための5つのポイント

❶ よく出合う疾患は非典型的症状も理解しよう！

❷ バイタルサインを正しく解釈しよう！

❸ 検査の選択は適切に！

❹ 重症度を正しく評価しよう！

❺ 原因検索を怠るな！

本書ではこれらを1つひとつ代表的な症例を交えて解説していきます．救急外来で「**帰してはいけない患者**」を見抜けるようになりましょう．

実際に救急外来で見逃されやすい疾患の例として**表1**が挙げられます．そもそも鑑別に挙がらなかった，鑑別には挙がったが他の疾患と診断してしまった，鑑別に挙がり検査も行ったが見逃してしまったなど，見逃してしまう理由は色々ありますが，5つのポイントを意識すれば見逃し率はぐっと下がるでしょう．

見逃さないための5つのポイント

1 よく出合う疾患は非典型的症状も理解しよう！

鑑別診断を考えるときには，3Cに注目して考えます．3Cとはcritical（重大な），curable（治療可能な），common（一般的な）です．救急外来ではcriticalな疾患は必ず除外し，curableな疾患を見逃さないことが重要です．しかし，救急外来で出合う頻度の高い疾患，すなわちcommonな疾患の中に，critical，curableな疾患が含まれること，風邪や胃腸炎などのcommonな疾患を正しく理解することがcritical，curableな疾患を見逃さないことにつながることを忘れてはいけません．

表1 見逃す疾患はみんな一緒　見逃すのには訳がある

・虫垂炎，捻転	・肺血栓塞栓症
・髄膜炎	・異所性妊娠
・急性冠症候群	・骨折
・大動脈解離	・小脳梗塞
・外傷性くも膜下出血	・アルコール関連
・気胸，縦隔気腫	など

1章では，いかに common な疾患を理解することが重要かを学びます．救急外来で見逃しが多い疾患は，決して珍しい疾患ではありません．急性心筋梗塞，急性虫垂炎など非常に common な疾患が見逃されています．典型的な症状で来院した場合には誰もが鑑別に挙げて精査をしますが，非典型的な症状である場合や，検査結果が乏しい場合（炎症反応が低い，心電図変化がないなど）には見逃してしまうわけです．出合う頻度の高い疾患は典型的な症状を理解するだけでなく，入り口を複数もち，ピットフォールも含め理解しておく必要があるのです．

2 バイタルサインを正しく解釈しよう！

　意識，血圧，脈拍，体温，呼吸数，SpO_2，瞳孔の 7 項目をバイタルサインとして患者ごとに必ず意識するようにしましょう．軽視されがちなバイタルサインは決まっていること，バイタルサインから考えやすい疾患，逆に考えづらい疾患があること，総合的に評価することが重要であることを知っておく必要があります．バイタルサインは嘘をつきませんが，ピットフォールを理解しておかなければ騙されます．バイタルサインを正しく判断し，患者の発する危険なサインを見逃さないようにしましょう．

3 検査の選択は適切に！

　各病院によって，救急外来で行うことができる検査は異なります．採血すらできない場合もあれば，MRI まで撮影可能な施設もあります．しかし，あくまで検査は疑って行うものであり，答え合わせに使用するべきです．何でもかんでも検査していては，費用と時間がいくらあっても足りません．常に根拠をもって検査を選択するようにしましょう．

　救急外来でまず身につけておくべき検査がいくつかあります．これらをすっとばして CT や MRI に頼るがために，誤診，そして不用意な被曝や時

間，費用がかかるのです．**検査の3種の神器＋1**（→ p100）の重要性を理解し，マスターしましょう．

4 重症度を正しく評価しよう！

　目の前の患者が重症か否かを瞬時に判断することも，救急外来では重要です．これは決して難しいことではなく，普段から意識して対応すれば誰でも可能となります．混沌としている救急外来で働くためには最も重要な点といっても過言ではありません．

5 原因検索を怠るな！

　発熱患者に解熱薬，疼痛患者に鎮痛薬，嘔吐患者に制吐薬．これらは投与してはいけないわけではありませんが，それのみではいけません．これでは臭いものに蓋をしているだけです．必ず原因があるはずで，なぜ熱が出ているのか，なぜ痛みがあるのか，なぜ嘔吐しているのかを突き止めることを忘れてはいけません．

*

　それでは症例を通じて，章ごとに5つのポイントを学んでいきましょう．

1章

よく出合う疾患は非典型的症状も理解しよう!

Common is common!

第 1 章 よく出合う疾患は非典型的症状も理解しよう！

Case 01

78歳の女性が嘔気，脱力を主訴に救急搬送されてきました．さあみなさん，何を考え，どのようにアプローチしますか？

Case 01

嘔気，脱力で救急搬送された78歳・女性

高血圧，2型糖尿病で当院かかりつけの方．来院1時間前から嘔気が出現．その後，症状改善せず，下肢に力が入らず，心配した娘が救急要請．

▼バイタルサイン

- 意識　　清明
- 血圧　　140/72 mmHg
- 脈拍　　72回/分
- 体温　　36.8℃
- 呼吸数　18回/分
- SpO_2　96％
- 瞳孔　　3/3，+/+
- 腹痛なし，下痢なし

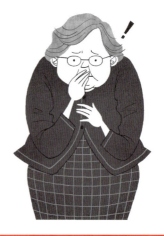

▶ Case 01

表1 救急外来の特徴　内科外来と異なる点

- 緊急性が高い
- 重症度が高い
- 制限のあるもの
  ‣ 時間
  ‣ 人
  ‣ 資源

　成人と比較して，高齢者は考えなければならない疾患が増えます．当然見逃してはいけない重篤な疾患，緊急性の高い疾患も増えるわけです．そこで重要なことは，まず問題点を瞬時に把握しプロブレムリストをしっかり頭の中に立て，具体的な疾患を想起することです．

　みなさんは Case 01 のような患者が来たとき，まず何を考え，何を行いますか？
① 詳細な病歴をとる
② 胃腸炎として整腸剤を処方する
③ 頭部CTを撮影する
④ 心電図をとる

　さあどれでしょうか？　答えは後述します．考えておいてください．

救急外来と内科外来の違い

　救急外来と一般の内科外来で異なる点として表1が挙げられます．可能性がそれほど高くなくても，**緊急性が高い**，**重症度が高い**場合には考えなければならないことがあります．また，本来であれば人を集めて対応するべき疾患でも，少ない人数で対応しなければならないことはよくあります．検査も同様であり，CTやMRIを撮影できない場合もあるわけです．また，緊急性が高く重症度が高い疾患では，早期に治療介入することが必要なため，時間も限られます．このような理由から，救急外来では，病歴，バイタルサイン，身体所見は重要であることを常に意識しながら，適切な検査を選択し

並行して行い,早期診断,早期治療を心がけていくわけです.

今回の症例では,#1 嘔気,#2 脱力の2つは最低限プロブレムリストに挙がります.この段階で考えなければならない疾患は何でしょうか？

それはずばり,**心筋梗塞**です.この段階で疑うことができなければいけません.なぜか？ それは心筋梗塞が重篤で,緊急性が高い疾患だからです.そしてこの病歴は決して珍しいものではないからです.それでは心筋梗塞について理解しておくべき内容を一緒に学んでいきましょう.

心筋梗塞の来院パターン

図1のような中年男性が胸痛を主訴に来院した場合,誰もが心筋梗塞を疑いますよね.心筋梗塞の典型例は,胸痛を主訴に来院し,身体所見で冷や汗を認め,心電図変化を認めるといったものですが,このような典型例は心筋梗塞患者全体の25％にすぎません.つまり**4人のうち3人は症状や検査結果に非典型的な点がある**ということです.

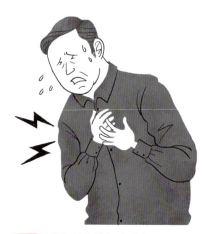

図1 誰もが心筋梗塞を疑う

表2 無痛性急性心筋梗塞の危険因子

危険因子	胸痛なしの割合(%)
心不全の既往	51
脳卒中の既往	47
75歳以上	45
女性	39
糖尿病	38
非白人	34

〔Canto JG, et al: Prevalence, clinical characteristics, and mortality among patients with myocardial infarction presenting without chest pain. JAMA 283(24): 3223-3229, 2000 より〕

●──無痛性心筋梗塞の危険因子

　最も心筋梗塞を疑うきっかけとなる「胸痛」も認めない場合があることを知っておかなければなりません．注意すべき3つの因子は，**①高齢者**，**②女性**，**③糖尿病**です[1]．これらの因子がある場合には，胸痛を認めなくても心筋梗塞を考えなければならないことがあるのです．

　Case 01 を見直してください．すべて該当しますよね．つまり，胸痛がなくても他の入り口から「心筋梗塞かもしれない」と想起しなければならないということです．3つの因子以外にも，心不全や脳卒中の既往がある場合にも症状が乏しく痛みを訴えない場合もあることを合わせて理解しておきましょう（**表2**）[1]．ただし，この場合には既往症から心筋梗塞のリスクが高いことが比較的容易に想起されるため，見逃すことは少ないでしょう．

●──無痛性心筋梗塞患者の訴え

　そこで理解しておかなければならないのが，胸痛以外の心筋梗塞を疑う症状になります．痛みを伴わない心筋梗塞（無痛性心筋梗塞）患者の訴えは**表3**のとおりで，その中に Case 01 の主訴である**嘔気**，**脱力**も含まれています．高齢者は特に要注意です．

表3 無痛性心筋梗塞患者の訴え

- 呼吸困難
- 頻回の嘔気・嘔吐
- 失神・亜失神
- 脱力・疲労感
- 冷や汗
- めまい

(坂本 壮:救急外来ただいま診断中!p188,中外医学社,2015より)

　心筋梗塞と嘔気・嘔吐の関連は多数報告されています．心筋梗塞急性期に，冠動脈の急性閉塞あるいは左室壁に広く分布する迷走神経末端である伸展受容器の賦活化を契機とした迷走神経反射によるものです．下壁の心筋梗塞との関連が一般的ではありましたが，梗塞部位とは必ずしも関連しないとも報告されています[2]．高齢者の嘔気・嘔吐には注意が必要です．腹痛や下痢を認めないにもかかわらず胃腸炎と診断してはいけません．

◉──年齢という因子

　さらに年齢という因子は非常に重要です．一般的に心筋梗塞というとcoronary risk factor(冠動脈疾患の家族歴，高血圧，糖尿病，脂質異常症，喫煙者，慢性腎臓病)が有名ですが，これらを持ち合わせていなくても，**年齢が65歳以上**であるだけで心筋梗塞は否定できないのです．つまり「78歳だけれども，coronary risk factorがどれも該当しないから心筋梗塞は否定的」とはなりません．

　ちなみに本邦における心筋梗塞の平均発症年齢は，男性が65歳，女性が75歳であり，女性は80歳以上が40%を占めています．80歳以上では胸痛を認める割合が50%程度であり，**2人に1人は胸痛を認めません**．入り口が胸痛のみでは，80歳以上の心筋梗塞症例の50%を見逃してしまうわけです．つまり，高齢者が**表3**の症状を訴えて来院した場合には，常に鑑別の上位に心筋梗塞を挙げて対応することが必要なのです．

心筋梗塞を見逃さないために「胸痛」以外の入り口を知ろう！

● 家族歴の確認

coronary risk factor の中に「冠動脈疾患の家族歴」という項目がありますが，みなさんはどのように確認していますか？「ご家族の中に心筋梗塞，脳梗塞などに罹った方はいらっしゃいますか？」と聞いているのではないでしょうか．

この聞き方は適切ではありません．患者から「父が80歳で心筋梗塞になりました」という返答があっても，「そうですか……」としか答えようがありませんよね．問題は，"若くして"起こったかどうかです．心筋梗塞であれば好発年齢の10歳以上若い年齢（男性では55歳以下，女性では65歳以下）で罹患している場合には，有意な所見としてとらえるとよいでしょう．

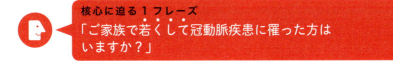

核心に迫る1フレーズ
「ご家族で若くして冠動脈疾患に罹った方はいますか？」

● 心筋梗塞の危険因子

coronary risk factor 以外にも心筋梗塞の危険因子はいくつかあります（表4）．前述のとおり，年齢という因子は非常に重要ですが，やはり同じ年齢でも発症しやすい人，そうでない人がいるわけで，これらは総合的に判断することが必要となります．検査結果に異常が認められなくても，危険因子を併せもつ患者であれば入院，経過観察と判断することもよくあります．

身体所見の中で**冷や汗**（diaphoresis）は重要なサインです．冷や汗をかいている患者を診たら，自身が冷や汗をかかなければなりません．冷や汗を認める疾患の代表は**表5**のとおりで，重篤な疾患のサインであることがわか

表4 心筋梗塞の危険因子

患者背景	・年齢(65歳以上) ・coronary risk factor(冠動脈疾患の家族歴,高血圧,糖尿病,脂質異常症,喫煙者,慢性腎臓病) ・心筋梗塞,狭心症,心不全の既往
バイタルサイン	・徐脈,頻脈 ・血圧低下
症状	・持続する,または短時間に繰り返す胸痛
合併症	・致死性不整脈(極度の徐脈,心室頻拍,心室細動) ・急性心不全
検査所見	・心電図変化(ST変化または新規の左脚ブロック) ・血中トロポニン値上昇 ・心筋逸脱酵素上昇 ・血中クレアチニン値上昇 ・左室駆出率<40%

(坂本 壮:救急外来ただいま診断中! p186, 中外医学社, 2015より)

表5 冷や汗を認める疾患
冷や汗はいつ出るの?

① 低血糖	④ 離脱症候群
② 心筋梗塞	⑤ 交感神経賦活薬
③ 感染症	⑥ 有機リン中毒

(坂本 壮:救急外来ただいま診断中! p12, 中外医学社, 2015を改変)

るでしょう.

●───心筋梗塞を疑ったら何をする?

　心筋梗塞を疑ったらどうしますか? この質問に困る人はいませんよね.そうです,心電図をとるわけです.心電図は非侵襲的な検査であり,すぐに結果が判明します.特にST上昇型心筋梗塞は緊急性が高く,重篤な疾患であり,早期認識・早期治療が極めて大切です.もちろん,嘔気や脱力を主訴に来院し,心筋梗塞以外に明らかな原因が同定できる場合には必ずしも心電

図を施行する必要はありませんが，原因がわからない場合，詳細な病歴・身体所見をとらなければ判断できない場合には，まず1枚心電図をとってからその先へ進むことをお勧めします．特に今回の症例のように，急性の発症である場合には注意が必要です．これが慢性の経過である場合にはその限りではありませんが，救急外来を訪れる多くの患者は急性経過の患者であり，注意が必要なのです．

というわけで，冒頭（→ p7）の答えは「④ 心電図をとる」となります．

Case 01 ☞ 心筋梗塞

＊

Case 01 では心筋梗塞の症例をもとに，common disease は非典型的な症状も理解しておくことが重要であることを解説しました．胸痛だけでなく呼吸困難，嘔気・嘔吐，失神，脱力，冷や汗，めまいなど，心筋梗塞を疑う鍵をたくさんもつことが必要であり，特に高齢者・女性・糖尿病患者では，非典型的症状こそが典型的な来院パターンであることを理解すると，正しい疾患の扉が開かれます．"疑わなければ診断できない"のです．ぜひ理解してください．

内科救急のオキテ

common disease の扉を開くために，
多くの鍵（典型的＋非典型的症状）をもとう！

文献

1) Canto JG, et al: Prevalence, clinical characteristics, and mortality among patients with myocardial infarction presenting without chest pain. JAMA 283(24): 3223-3229, 2000.
2) Herlihy T, et al: Nausea and vomiting during acute myocardial infarction and its relation to infarct size and location. Am J Cardiol 60(1): 20-22, 1987.

第 1 章 よく出合う疾患は非典型的症状も理解しよう！

One more message

頻度の高い疾患の非典型的症状をおさえよ！

　表6を見てください．①〜④の中でまずおさえるべきは①です．これを見逃してはどうしようもありません（勉強しましょう）．心筋梗塞といえば胸痛，胸痛といえば心筋梗塞，大動脈解離，肺血栓塞栓症などを考えるということです．また，④を一生懸命覚えるのは余裕がある人のみにしておくことが無難です．出合う頻度の低い疾患かつ非典型的症状となると，鑑別が多岐にわたりすぎます．問題は②と③，どちらに重きを置くかです．

　どちらも大切ですが，とにかく"Common is common！"です．まずは②を徹底的におさえることが重要であると思います．実際に見逃されている疾患は，決して稀な疾患ではなく，急性心筋梗塞，大動脈解離，肺血栓塞栓症，虫垂炎，骨折といった，救急外来では非常にcommonな疾患ばかりです．「〇〇かもしれない」と疑うことができるかが勝負です．見逃してはいけない疾患（出合う頻度の高い疾患）は，典型的な症状だけでなく非典型的症状も合わせて理解しましょう．

表6 Common is common！
頻度の高い疾患の非典型的症状を見逃すな

		症状	
		典型的	非典型的
出合う頻度	高い	①	②
	低い	③	④

Case 01 は心筋梗塞の症例を通じて，胸痛という典型的な症状だけでなく，嘔気・嘔吐，倦怠感など，非典型的な症状であっても心筋梗塞を疑わなければならないことを学びました．特に，高齢者，女性，糖尿病患者では要注意でしたね． Case 02 の症例も common disease であり，疑って診断するためには鍵を複数もつことが重要です．それでは考えていきましょう．

*

68歳の男性が嘔気・嘔吐，めまいを主訴に救急搬送されてきました．さあみなさん， Case 01 を踏まえどのようにアプローチしますか？

Case 02

飲酒後に嘔吐，めまい出現の68歳・男性

高血圧，心房細動で近医かかりつけの方．毎日1升程度のお酒を飲む．来院2日前，焼き鳥屋で友人と飲酒，帰宅後から嘔気・嘔吐が出現した．その後改善せず，めまいも伴うようになったため，当院救急外来を独歩受診した．

▼バイタルサイン
- 意識　清明
- 血圧　160/80 mmHg
- 脈拍　80回/分，不整
- 体温　37.0℃
- 呼吸数　18回/分
- SpO$_2$　96%
- 瞳孔　3/3, +/+

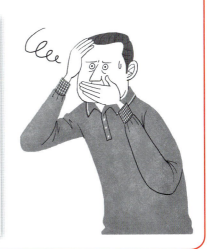

Case 01 と同様にプロブレムリストを挙げましょう．病歴や身体所見からは，#1 嘔気・嘔吐，#2 めまい，ぐらいでしょうか．さあ，この段階で頭の中に鑑別疾患がたくさん浮かんでいますか？ そしてその中で緊急性の高い疾患，見逃してはいけない疾患が具体的に想起できているでしょうか？

詳しく病歴や身体所見をとればさらにプロブレムリストが挙がり鑑別疾患が絞られますが，まずこの状態で考えておくべき疾患がいくつかあります．Case 01 と同様に，当然 Case 02 も心筋梗塞の可能性はあります．年齢が68歳（65歳以上）であり，高血圧も指摘されていますからね．心電図を確認する必要はあるでしょう．もちろん，病歴聴取，身体所見と並行してです．この症例は小脳梗塞でした．

Case 02 ☞ 小脳梗塞

みなさん，鑑別には挙がっていましたか？「お酒を飲んだ後から嘔気を認めているのだからアルコールのせいだろう」などと考えてはいけませんよ．もちろんその可能性はありますが，救急外来ではとにかく重篤な疾患を見逃すことは避けなければいけません．この症例も Case 01 と同様に決して珍しい来院パターンではありません．

それでは，脳梗塞について理解しておくべき内容を一緒に学んでいきましょう．

脳卒中の来院パターン

脳卒中は大きく3つ（脳梗塞，脳出血，くも膜下出血）に分類されます．本邦ではこのうち**脳梗塞が圧倒的に多く**，脳卒中全体の75.9％を占めます（図2）．脳梗塞はさらに，ラクナ梗塞（31.2％），アテローム性脳梗塞（33.2％），心原性脳塞栓症（27.7％），その他と分類されます（図3）[1]．脳梗塞が多く，その中で**ラクナ梗塞，アテローム性脳梗塞，心原性脳塞栓症がだいたい同じ割合**で存在すると覚えておきましょう．

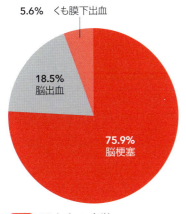

図2 脳卒中の疫学
〔荒木信夫, 他：病型別・年代別頻度. 小林祥泰（編）：脳卒中データバンク 2015. p19, 中山書店, 2015 より〕

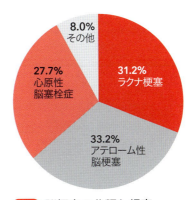

図3 脳梗塞の分類と頻度
〔荒木信夫, 他：病型別・年代別頻度. 小林祥泰（編）：脳卒中データバンク 2015. p19, 中山書店, 2015 を一部改変〕

　急性期脳梗塞患者がどのように病院を訪れるかも知っておきましょう．脳卒中というと，麻痺を認め呂律が回らなくなって救急車で来院すると思っていませんか．そうとは限りません．**急性期脳梗塞患者のうち，救急搬送症例は44%程度**と半数以上は自身で，または家族や施設の方に連れられて外来を受診するのです[2]．独歩で来院しているのだから脳梗塞ではないだろう，とは思ってはいけないのです．くも膜下出血や脳出血も同様です．

 急性期脳梗塞で救急搬送されるのは半数程度！

脳卒中でみられる症状

　脳梗塞，脳出血，くも膜下出血の順に多いわけですが，脳梗塞，脳出血の好発部位はどこでしょうか？ 学生時代に学びましたよね．**脳梗塞は中大脳動脈領域，脳出血は被殻や視床**です．これらの部位に起こった場合にはたい

表7 小脳梗塞の臨床症状

症状	頻度(%)
めまい	70
嘔気・嘔吐	56
歩行障害	40
頭痛	32
構音障害	20
耳鳴り	5

〔Tohgi H, et al: Cerebellar infarction. Clinical and neuroimaging analysis in 293 patients. The Tohoku Cerebellar Infarction Study Group. Stroke 24(11): 1697-1701, 1993 より〕

表8 小脳出血の臨床症状

症状	頻度(%)
嘔吐	81
頭痛	67
めまい	60
体幹・歩行失調	56
構音障害	42
傾眠	42
錯乱	11

(Fisher CM, et al: Acute hypertensive cerebellar hemorrhage: diagnosis and surgical treatment. J Nerv Ment Dis 140: 38-57, 1965 より)

ていは**麻痺や失語**が認められるため脳梗塞，脳出血を疑うことは容易です．疑えば頭部CT，場合によっては頭部MRIやMRAを撮影することはあまり迷わないでしょう．

問題は，症状が典型的な脳卒中様症状（麻痺や構音障害）ではないときです．Case 02 のように歩いてきて，はっきりとした麻痺を認めない場合に脳卒中を疑うことができるか，がポイントとなります．病巣が頻度の高い大脳半球にある場合には，病巣が小さいと症状がはっきりしないことがあります．この場合には**左右差に注目**し，わずかであっても**運動や感覚の差を認める場合には有意**ととること，そして**軽度の意識障害を軽視しない**ことが見逃さないポイントです．病巣が脳幹部，小脳などテント下の場合にも，基本的に診るべきポイントは同様ですが，さらに注意が必要な点があります．

●───小脳梗塞，小脳出血の臨床症状

小脳梗塞，小脳出血の典型的な症状を理解しておきましょう（表7, 8）．みなさん，めまいは知っていると思います．めまいを主訴に来院した患者に対して中枢性めまいを否定するために，手の回内・回外，finger to nose, heel to knee など失調症状は確認しますよね．そこで忘れてはいけないこ

とは，臥位の状態のみでは失調すべては評価できていないということです．めまいは救急搬送症例も多く，初診時にはストレッチャーの上で臥位や座位の状態で診察することも多いでしょう．その際に上記のような診察のみでは，運動失調の評価は行っていても，体幹失調の評価ができていないことを忘れてはいけません（小脳半球病変は評価しているが，小脳虫部病変は評価していない）．臥位の状態で診察をして問題ないからといって小脳病変は否定できません．

　それではどこに注目すればよいでしょうか．ポイントは**歩けるか否か**です．小脳梗塞，小脳出血の約半数は歩行がうまくできません．目の前の患者が歩けずめまいを訴えている場合には要注意です．患者自身は歩けないと訴えていても，患者を説得し歩行を確認することは極めて重要と考えます．私は「嘔吐やめまいを認めても，しっかり歩くことができれば怖い病気は否定的ですよ」と声をかけ，歩いてもらっています．

歩けなければ要注意！
☞ 体幹失調を評価せよ

核心に迫る1フレーズ
「しっかり歩ければ，怖い病気は否定的です」

嘔吐に注意

　嘔吐も要注意な症状です．嘔吐というプロブレムだけで常に小脳病変を考えるわけではありませんが，**繰り返している場合，意識障害を認める場合，歩けない場合**には積極的に小脳病変を検索しにいきます．つまり，**嘔吐が小脳病変の鍵**になるということです．

　特に**高齢者の頻回の嘔吐**には注意が必要であり，安易に胃腸炎と考えては

表9 高齢者の頻回の嘔気・嘔吐
　　　絶対見逃してはならない疾患

① 急性心筋梗塞
② 小脳梗塞・出血
③ 胆嚢炎，胆管炎
④ イレウス，腸閉塞
⑤ 薬剤
⑥ 中毒

高齢者＋女性＋糖尿病の場合は，特に注意！

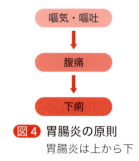

図4 胃腸炎の原則
胃腸炎は上から下

いけません．この場合に表9のような疾患を疑い，鑑別しなければいけません．その代表が Case 01 の心筋梗塞であり，本症例の小脳病変なのです．

それ以外には胆嚢炎・胆管炎，イレウス・腸閉塞，薬剤，中毒を覚えておきましょう．これらの疾患が想起できていれば，とるべき病歴，身体所見が決まってきます．腹部所見がないか，手術歴はないか，お薬手帳を確認するなどです．

●──胃腸炎の原則

後で見返せばそうだけれども，あのときはそう思ったのに……，という経験は多いですよね．嘔吐患者にはみなさんも痛い思い出があるのではないでしょうか．見逃してしまう理由の1つに，よくある疾患にこじつけてしまうことが挙げられます．特に急性胃腸炎や感冒と診断し，後に診断が覆ることは救急外来ではよくあります．ここで原則を1つ覚えておきましょう．「**胃腸炎は上から下**」（図4）です．つまり，胃腸炎では，「**嘔気・嘔吐 → 腹痛 → 下痢**」の順番に症状が生じるのです．これが腹痛始まりであった場合には，安易に胃腸炎と診断してはいけません．

▼誤診❶：虫垂炎

救急外来で胃腸炎と誤診される代表的疾患が虫垂炎です．虫垂炎は胃腸炎と異なり，まず**心窩部・臍周囲痛**から始まります．そしてその後に嘔吐が認

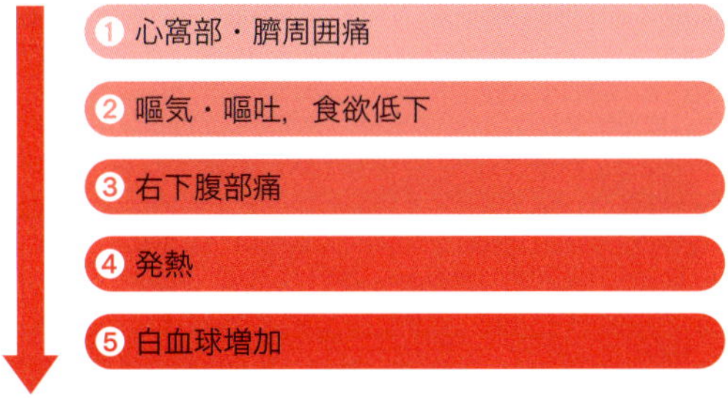

① 心窩部・臍周囲痛
② 嘔気・嘔吐，食欲低下
③ 右下腹部痛
④ 発熱
⑤ 白血球増加

図5 虫垂炎の症状の出現順
一部認められないものはあっても，順番が逆になることは通常ない！

められるのが一般的です（図5）．腹痛 → 嘔吐の順に生じている場合，嘔吐のみで腹痛や下痢を認めていない場合は要注意なのです．

▼誤診❷：妊娠

もう1つ，胃腸炎と誤診されやすい疾患に妊娠があります．女性の嘔吐では常に可能性を考えておきましょう．「女性をみたら妊娠と思え」でしたね．妊娠の可能性に関しては，聞きづらいと考えている人もいるかもしれませんが，「危険な妊娠を否定したい」旨を患者に伝え，月経の間隔，おりものの量，性交渉歴は正確に聞き出しましょう．私は，「最後の性交渉はいつですか？」と聞いています．普通に問診すれば，普通に教えてくれるでしょう．

女性をみたら妊娠と思え

核心に迫る1フレーズ
「危険な妊娠を否定したいので，教えてください」
「最後の性交渉はいつですか？」

胃腸炎，虫垂炎，異所性妊娠，これらは救急外来ではしばしば出合う疾患であり，誰もが知っている病気です．しかし，安易に診断，否定していることが多いのではないでしょうか．common disease だからこそ正しく診断することを常に心がけましょう．

脳梗塞の危険因子

脳梗塞の危険因子は知っているでしょうか．年齢，性別(男性)は管理できない危険因子ですが，それ以外に，高血圧，糖尿病，脂質異常症，心房細動，喫煙，多量飲酒などが挙げられます．また，心筋梗塞同様，慢性腎臓病も危険因子の1つです．脳梗塞を起こしやすい患者を早期に認識するためにも，危険因子も合わせて頭に入れておきましょう(表10)．

●───脳梗塞の治療─Time is brain！

脳梗塞患者の予後の改善のため，最も有効な治療法は血栓溶解療法です．また最近では血管内治療の成績も向上し広く行われつつあります．これらの治療につきまとうのが時間です．「Time is brain！」とも言われ，早期発見，早期治療を心がける必要があります．4.5時間以内なら OK ではなく，時間内であっても1分でも早く治療開始することが重要です．目標は来院して60分以内に治療開始です(表11)．救急外来では時に病歴聴取や身体所見よりも検査を優先せざるを得ない状況があります．その代表が脳梗塞診療です．

本症例は2日前の発症で適応はありませんが，発症して間もない脳卒中様症状を認める患者では，速やかに初期評価を行い，低血糖否定後に頭部CT を撮影し，出血か否かの判断を行うことが必要です．病歴聴取や身体診察に時間をかけて画像評価が遅れることは避けなければなりません．頭部CT で出血性病変が否定的であった場合には頭部 MRI(MRA)を撮影することが一般的です．明らかな麻痺を認めれば躊躇する必要はありませんが，中

表10 脳梗塞の管理可能な危険因子

① 高血圧
② 糖尿病
③ 脂質異常症
④ 心房細動
⑤ 喫煙
⑥ 多量飲酒
⑦ 慢性腎臓病
⑧ メタボリックシンドローム
⑨ 睡眠時無呼吸症候群

年齢・性別(男性)は管理できない危険因子.

表11 Time is brain！
来院60分以内に治療開始

- 初期評価：10分以内
- 頭部CT施行：25分以内
- 読影終了：45分以内
- t-PA開始：60分以内

〔Jauch EC, et al: Guidelines for the early management of patients with acute ischemic stroke. Stroke 44(3): 870-947, 2013 より〕

枢性めまいを否定できない場合，つまりは明らかな麻痺は認めないものの小脳病変を否定できない場合や，バイタルサインからは頭蓋内病変は疑わないけれども麻痺など巣症状を認める場合には，撮影するか否か悩むこともあります．そのような場合には危険因子を評価する必要があり，多くの危険因子をもつ患者であれば，検査の閾値を下げて頭部MRI(MRA)を行うことも許されるでしょう．

めまいへのアプローチ

「#1 嘔気・嘔吐」に対しては，以上のような考えで対応していけばよいでしょう．それでは，「#2 めまい」はどのようにアプローチしていくべきでしょうか．小脳梗塞，小脳出血の救急搬送症例の典型的な主訴は嘔吐以外にめまいが挙げられます(➡ p18：表7，8)．そのため，嘔気・嘔吐に加えてめまいを認めている場合には，積極的に小脳病変を疑う必要があるわけです．

めまい患者の対応を苦手としている人も多いので，少しだけ解説しておきます．みなさんは，めまい患者を診たらどのように対応しているでしょうか？　とりあえずCTを撮影し頭蓋内疾患は否定して，何もなければ○○

第1章 よく出合う疾患は非典型的症状も理解しよう！

表12 めまいのアプローチ@救急外来
危険なめまいを見逃すな

- STEP ①：中枢性めまい，前失神を除外
- STEP ②：BPPV か否かを判断
- STEP ③：末梢性めまいの鑑別
- STEP ④：帰宅 or 入院の判断

（坂本 壮：救急外来ただいま診断中！ p363, 中外医学社，2015 より）

薬，△△薬，□□薬を混注してMRIを……，などとやっていないでしょうか．これではいけません．

　めまいの特効薬などありません．めまいは一般的に，①前失神（presyncope），②回転性めまい（vertigo），③平衡障害（disequilibrium），④ふらつき（light-headedness）に分類されます．これらのうちどれに該当するのかによって，考えるべき疾患は変わってくるため注意が必要となります．実際には4つのどれに該当するかを考えるというよりは，**前失神（①），中枢性めまい（②〜④から拾い上げる）を見逃さない**ことに意識を置くことが重要でしょう．めまい患者の救急外来でのアプローチは表12のとおりです．学生のときに必ず習う，末梢性めまいならば回転性めまい，中枢性めまいならば浮動性めまいという分類は臨床では例外が多く，また前失神が鑑別に入っていないため，使用することはお勧めできません．

　救急外来でめまいを迅速に分類するためには，**患者に「めまい」という言葉を使わずに症状を説明してもらう**ことです．患者の訴える「めまい」は様々で，立ちくらみをめまいと訴える場合もあれば，歩行しにくいことをめまいと訴える場合もあります．「どのような症状なのか，めまいという言葉を使わないで教えてください」と聞いてみましょう．患者が答えにくそうにしている場合には，「立ちくらみのような症状ですか？」「歩きにくいですか？」など具体的に聞きましょう．

核心に迫る1フレーズ
「その症状を"めまい"という言葉を使わないで教えてください」

─── BPPVの特徴

　めまい患者で見逃してはいけないのが前失神と中枢性めまいですが，救急外来で最も多いめまいの原因は，良性発作性頭位めまい症（benign paroxysmal positional vertigo：BPPV）です．BPPVと確定診断できればそれ以上の精査は不要です．みなさんは，BPPVをいつ疑い，疑ったらどうするべきか知っていますか？

　BPPVに対する多くの誤解が，「頭を動かしたときにめまいが起こる」というものです．確かに頭位変換でBPPVのめまいは始まり増悪しますが，その他のめまいを認める疾患でも頭を動かせばめまいは起こります．めまいがありながら，頭をぶんぶん動かせる患者はまずいませんよね．BPPVの特徴は頭位変換時のめまいではなく，**①潜時**と，**②持続時間**です．この2点に注目し問診すると，BPPVの診断にぐっと近づきます．

BPPVは頭を動かしたときにめまいが……，ではない
☞ 潜時，持続時間

　潜時というのは，BPPVの原因である耳石が動き出すまでの時間と考えればよいでしょう．多くは1〜2秒です．**頭位を変換して数秒してめまいが始まる**という病歴が聴取できればBPPVらしいということです．

　持続時間にも注目しましょう．一般的にめまいを引き起こす疾患の持続時間は**表13**のとおりです．BPPVは最も短く，続いても数秒〜1分程度です．ただし，患者に「めまいはどれくらい続きますか？」と聞くべきではありません．このように聞くと，患者は原因がBPPVであっても持続していると答えるでしょう．必ず，**1回1回のめまいはどれぐらい続くか**を確認し

表13 めまいの持続時間

持続時間	考えられる疾患
数分〜1分以内	**BPPV**
数分〜数時間	椎骨脳底動脈循環不全，一過性脳虚血発作
20分以上〜数時間	Ménière病，片頭痛
数日間	前庭神経炎，蝸牛炎
持続	中枢神経系，薬物，毒物，代謝障害，精神疾患

なければなりません．患者は，めまいがいったん治まっても，再度頭を動かすとめまいが生じるため，これを続いていると訴えます．脳梗塞や脳出血では程度は軽くても症状が消失することなく持続するのに対して，BPPVは症状が激しくても，一定の姿勢で症状が消失するのが特徴なのです．問診の仕方には注意し，病歴からBPPVを積極的に疑いましょう．

核心に迫る1フレーズ
「めまいが治まる時間はありますか？」
「1回のめまいはどれくらい続きますか？」

　病歴からBPPVらしいと判断したら，行うことは眼振の確認です．詳細は割愛しますが，BPPVでは特徴的な眼振が認められます．Dix-Hallpike法，Epley法は必ずマスターしておきましょう．これを理解すれば不要な頭部CTを避けられるでしょう．
　なお，Epley法を行うときは「2回ぐらい気持ち悪くなりますが，絶対よくなりますよ」と事前に説明してから行うと，効果的です．

内科救急のオキテ

症候から緊急かつ重篤な疾患を想起できるようになろう！

文献

1) 小林祥泰（編）：脳卒中データバンク2015．中山書店，2015．
2) Kimura K, et al: Analysis of 16,922 patients with acute ischemic stroke and transient ischemic attack in Japan. A hospital-based prospective registration study. Cerebrovasc Dis 18(1): 47-56, 2004.
3) Jauch EC, et al: Guidelines for the early management of patients with acute ischemic stroke. Stroke 44(3): 870-947, 2013.

研修医からの質問①

Q 年齢で治療方針を決定してよいのでしょうか？

A 心筋梗塞に対するカテーテル治療や脳梗塞に対する血栓溶解療法，その他外科的な処置などを行う際には年齢を意識します．しかし年齢のみで治療の選択をしてはいけません．85歳でADL，IADLが自立している人もいれば，65歳で寝たきりの場合もあります．年齢や基礎疾患，検査結果も重要ですが，ADLや認知機能，事前指示など総合的な評価が必要です．高齢者ではCGA（comprehensive geriatric assessment）（表14）を利用し，総合的な評価を行うことを癖づけましょう（➡ p43：研修医からの質問②）．

表14 高齢者総合的機能評価（CGA）

日常生活動作の評価	基本的日常生活動作（BADL）	移動，排泄，摂食，更衣，整容，入浴，階段昇降など
	手段的日常生活動作（IADL）	外出，買い物，家計の管理，服薬管理，電話，料理など
精神心理機能の評価		認知機能・行動異常（BPSD），情緒・気分，意欲，QOL
社会経済因子の評価		介護者，居住状況，家計，住居，家族，キーパーソン，行政の関連など
その他の評価		栄養評価，服薬状況（薬の内容），事前指示取得など

BADL：basic activities of daily living，IADL：instrumental ADL，BPSD：behavioral and psychological symptoms of dementia.
〔横林賢一：高齢期 総論，草場鉄周（編）：総合診療専門医のカルテ－プロブレムリストに基づく診療の実際，p115，中山書店，2015 を一部改変〕

One more message

真の典型的症状を理解しよう！

Case 01, 02 を通じて，心筋梗塞であれば当然胸痛を認め，脳卒中であれば麻痺や構音障害を認めるはずなど，「○○という疾患は△△という主訴で来院するはずだ」という考えが覆されたのではないでしょうか．特に高齢者では認められるはずの症状が認められないことは多く，罹患中の病気によっては全く異なる症状やバイタルサインで来院する場合もあるのです．救急外来で仕事をしていると，必然的に高齢者が多く，非典型的症状こそが典型的な症状となるのです．中年男性であれば痛みのない心筋梗塞は稀ですが，高齢女性であれば，痛みがなくても当たり前と考えるようになり，高齢男性が，症状が軽くても突然めまいが始まり持続していれば，軽症にみえても小脳病変を疑うのです．

このように，患者ごとに訴えは異なることを理解し，各疾患ごとの真の典型的症状を理解しておくことが救急外来では必要と考えます．

Atypical is typical！，救急外来では常に心がけておかなければならない言葉です．

Atypical is typical！
☞ 真の典型的症状を理解せよ！

Case 02 では脳梗塞の症例を通じて，麻痺や構音障害だけでなく，嘔気・嘔吐，めまいが脳梗塞の症状であること，それらの症候に対する一般的なアプローチ方法を学びました．Case 01 の心筋梗塞，Case 02 の脳梗塞は，救急外来ではしょっちゅう出合う疾患です．非典型的症状が実は典型的症状であることを理解し，患者背景も考慮して診療に臨む必要があることが理解できたと思います．

救急外来で出合う頻度が高く，緊急性の高い重篤な疾患はまだまだあります．Case 03 もよくある疾患から学びましょう．

＊

75歳の男性が左上肢の運動障害，構音障害を主訴に救急搬送されてきました．さあみなさん，何を考え，どのようにアプローチしますか？

Case 03

左手に力が入らず，呂律も回らない 75歳・男性

高血圧，2型糖尿病で当院かかりつけの方．昼食中に左手に力が入らなくなり，呂律が回らなくなり救急要請．

▼バイタルサイン
- **意識** 10/JCS
- **血圧** 135/68 mmHg
- **脈拍** 72回/分
- **体温** 36.8℃
- **呼吸数** 15回/分
- **SpO₂** 97%
- **瞳孔** 3/3, ＋/＋
- 構音障害，左上肢運動障害あり

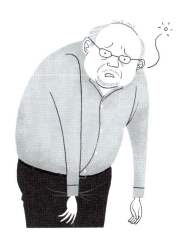

まず，誰もが鑑別に挙げるのが脳卒中ですよね．食事中に突然左上肢の運動障害が生じ，かつ構音障害を認めているわけですから，右大脳半球の病変，例えば右中大脳動脈領域の脳梗塞が鑑別の上位に挙がると思います．しかし本当にそれでよいでしょうか？　その他に鑑別は挙がらないでしょうか？

　いままでと同様にプロブレムリストを挙げてみると，**#1 左上肢の運動障害，#2 構音障害**，は最低限挙がりますね．ここから，高血圧・糖尿病の治療中であること，突然発症であること，そして75歳の男性であることを考え，鑑別を挙げるわけです．**最低3つは鑑別診断を挙げ，対応すること**をお勧めします．決め打ちで対応すると，当たったときはかっこいいですが，外したときの代償があまりにも大きいのが救急診療です．今回のように「脳卒中かな？」と思った際には必ずいくつか鑑別すべき疾患が隠れているのです．

　この症例は大動脈解離でした．鑑別に挙がっていましたか？

Case 03 ☞ 大動脈解離

大動脈解離の来院パターン

　大動脈解離は心筋梗塞や脳梗塞に比べると頻度は少ないですが，見逃すと恐ろしいことになりますよね．特にStanford A型の場合には外科的な治療介入が必要となります．また，今回のように脳梗塞のようにみえて実は大動脈解離であることがあり，脳梗塞だと思ってアルテプラーゼ静注療法を行ってしまったら……，考えたくもないですよね．そうならないために，大動脈解離の基礎知識を学び，救急外来での実際のアプローチ方法を学びましょう．

表15 大動脈解離発症時の症状

症状	総数(%)	Stanford A型(%)	Stanford B型(%)
何らかの痛み	**95.5**	93.8	98.3
これまで経験したことのない激痛	**90.6**	90.1	90.0
突然発症	**84.8**	85.4	83.8
刺されるような鋭い痛み	64.4	62.0	68.3
引き裂かれるような痛み	50.6	49.4	52.3
放散する痛み	28.3	27.2	30.1
移動する痛み	16.6	14.9	19.3
胸痛	72.7	78.9	62.9
背部痛	53.2	46.6	63.8
腹痛	29.6	21.6	42.7
失神	9.4	12.7	4.1

〔Hagan PG, et al: The international registry of acute aortic dissection (IRAD): new insights into an old disease. JAMA 283(7): 897–903, 2000 より〕

●——大動脈解離は否定できるのか？

　大動脈解離というと，移動する痛みを認め，血圧の左右差があって，胸部X線を撮影すると上縦隔の拡大があるものだと思っていませんか？　もちろんこれらがそろっていればその段階で大動脈解離と診断してもよい所見ですが，現実はそう甘くありません．そもそもこれらがそろわないことも多く，それ以上に「大動脈解離？」と意識しなければ疑うことすらできない場合があるのです．

　表15を見てください．大動脈解離は胸痛や背部痛が有名ですが，必ずしも認めるわけではないことがわかります．覚えておくことは，**「何らかの痛みが突然認められたときは常に大動脈解離を疑う」**ということです．頭痛であればくも膜下出血を疑いますが，頭部以外の頸部痛，胸痛，背部痛，腰痛が突然出現した場合には，常に大動脈解離を疑う必要があると覚えておきましょう．これは，常に疑って造影CTを行うということではありません．

表16 大動脈解離の身体所見

所見	総数(%)	Stanford A型(%)	Stanford B型(%)
血圧高値（SBP≧150 mmHg）	49.0	35.7	70.1
血圧正常（SBP 100〜149 mmHg）	**34.6**	39.7	26.4
血圧低値（SBP＜100 mmHg）	8.0	11.6	2.3
ショック or タンポナーデ（SBP≦80 mmHg）	8.4	13.0	1.5
大動脈弁逆流性雑音	31.6	44.0	12.0
脈拍欠損	15.1	18.7	9.2
脳血管障害	4.7	6.1	2.3
うっ血性心不全	6.6	8.8	3.0

SBP：systolic blood pressure（収縮期血圧）．
〔Hagan PG, et al: The International Registry of Acute Aortic Dissection (IRAD): new insights into an old disease. JAMA 283(7): 897-903, 2000 より〕

疑って，病歴聴取，身体所見（表16）をとるということです．

　造影CTを撮影せずに大動脈解離を否定することは非常に難しいことも知っておきましょう．ADD risk scoreという急性大動脈解離か否かを評価するものがありますが，表17に記載されているすべての項目を認めなければほぼ否定的といわれています．いかに除外することが難しいかがわかるでしょう．

●───突然発症の痛みの確認

　痛みを訴える患者では「痛みのOPQRSTA」（表18）を確認しましょう．OPARSTと書いてある本もあれば，その他の語呂合わせで記載されているものもありますが何でも構いません．とにかくどのような痛みかを瞬時に確認し，危険なサインを早期にキャッチすることが重要となります．

　救急外来で重篤な疾患を見逃さないために特に重要な項目が**onset**です．突然発症（sudden onset）の痛みに出合ったら慌てなくてはいけません．突然発症であった場合には，①詰まった，②破れた（裂けた），③捻れた，を

表17 ADD risk score　急性大動脈解離は否定できるのか？

① 基礎疾患	② 痛みの性状	③ 身体所見
● Marfan症候群 ● 大動脈疾患家族歴 ● 大動脈弁疾患既往歴 ● 最近の大動脈弁手術 ● 胸部大動脈瘤の既往	● 突然発症の痛み ● 強い痛み ● 裂けるような痛み	● 血流障害 　- 脈拍欠損 　- 収縮期血圧の左右差 　- 神経局在所見＋痛み ● 新規大動脈弁雑音 ● 低血圧 or ショック

①〜③のカテゴリーすべてを認めなければ低リスク，1カテゴリーで認めれば中リスク，2〜3カテゴリーで認めれば高リスクである．

〔Adam M, et al: Sensitivity of the aortic dissection detection risk score, a novel guideline-based tool for identification of acute aortic dissection at initial presentation: results from the international registry of acute aortic dissection. Circulation 123(20): 2213-2218, 2011 より〕

表18　痛みのOPQRSTA

O	Onset	発症様式
P	Position	部位
Q	Quality	疼痛の性質
R	Radiation	放散痛
S	Severity	強さ
T	Time	疼痛時間
A	Aggravation factor Alleviating factor Associated symptoms	増悪因子 寛解因子 関連症状

特に「O」と「T」に注意して確認するとよい．

考えなければならず，その中でも大動脈解離に代表される血管が裂ける病気は超緊急で対応する必要があります．そのためには突然発症であることを見抜くことが必要になりますが，みなさんはできますか？

突然発症の痛みで考えるべき病態
☞ 詰まった，破れた(裂けた)，捻れた

「痛みは急に始まりましたか？」と聞いていませんか？ これでは大抵の患者が「急に始まりました」と答えます．**重要なことは急性発症ではなく突**

然発症である事実をつかまえることです．そのためには，「**痛みが出たとき に何をしていましたか？**」と聞くようにしましょう．この質問に対して，「冷蔵庫から夕飯で使用する卵を取ろうと思ったとき」「出かけようとして靴を履いているとき」など時間を特定できる正確な病歴が聴取できた場合には突然発症と考え，対応するべきです．

核心に迫る1フレーズ
「痛みが出たときに何をしていましたか？」

それ以外の病歴としては，「**痛みで目が覚めた**」という訴えがある場合も要注意です．痛みで目が覚めているわけですから突然発症ですよね．これも起床時からなのか，痛みのせいで目が覚めたのかは明確に分ける必要があります．**突然発症の疼痛患者では，頭痛であればくも膜下出血，頭痛以外であれば大動脈解離を考える**と理解しておくとよいでしょう．

突然発症の病歴
☞ 「○○をしていたとき」と特定できる
☞ 「痛みで目が覚めた」と訴える

● 痛みがなくても大動脈解離を考えるとき

痛みがあれば「痛みのOPQRSTA」，特に発症様式に注目するわけですが，痛みがない場合にはいつ大動脈解離を疑うべきでしょうか．**Case 03**でも痛みの訴えは来院時に認めませんでした．そのために大動脈解離が鑑別に浮かばなかった人もいると思います．誰もが鑑別に挙げられる胸背部痛のような典型的な症状以外に，大動脈解離を疑う鍵には何があるでしょうか．

その1つが脳卒中様症状です．**Case 03**のように**意識障害を認める場合には低血糖を否定し，頭部CTを施行する**のが鉄則です（➡ p58：意識障害のアプローチ「10の鉄則」）．脳卒中やくも膜下出血であればこの段階でほ

ぼ診断がつきますが，急性期の脳梗塞の場合には，はっきりしない場合が少なくありません．その段階で，脳梗塞を疑い頭部MRI（MRA）を撮影することは間違いではありませんが，頭の片隅にでも大動脈解離の可能性を考えておかなければ，MRI画像で病変がはっきりしない場合に思考が停止してしまいます．

　また，**失神**も大動脈解離症例の約10%に認められます．失神は瞬間的な意識消失発作ですから，**突然発症の病歴**ととらえるべきです．**失神患者では大動脈解離も疑い**，発症時の状況（痛みの有無など）を聞かなければなりません．失神の具体的なアプローチは後述します（→ p150）．

　心筋梗塞の際に，①高齢者，②女性，③糖尿病患者は痛みを認めないことが少なくないことを覚えてもらいました（→ p9： Case 01 ）．同様に，痛みがはっきりしなくても大動脈解離を考えなければならない状況があります．それが**意識障害，失神**を主訴に来院した場合，**心不全，脳梗塞症状**を呈している場合です．脳血流が乏しくなれば意識障害や失神をきたすこともあり，また血流の左右差から麻痺症状も出るわけです．他に説明がつく原因が認められない場合には大動脈解離を疑い，**問診（突然発症の病歴，発症時の痛みの有無），身体所見（血圧の左右差，四肢の温度差）**をとりましょう．

無痛性大動脈解離の入り口は「胸痛」だけではない
☞ 意識障害，失神，心不全，脳梗塞

「痛いのは裂けているとき」ということも覚えておきましょう．大動脈解離は発症時には痛みがあっても，その後解離が起こっていなければ，痛みがないこともあります．そのため歩いて来院することもあるのです．必ず発症時の痛みを確認しましょう．

痛いのは裂けているとき
☞ "いま"痛みがなくても安心してはいけない！

◉ 心筋梗塞との鑑別

　大動脈解離を考える際に最も多い状況が，心筋梗塞との鑑別です．**頻度は圧倒的に心筋梗塞のほうが多い**ですが，治療が真逆であり，しばしば鑑別には悩まされます．大動脈解離であれば，心臓カテーテル検査ではなく造影CTで確定診断することになりますが，心筋梗塞，特にST上昇型急性心筋梗塞の場合には一刻も早くカテーテル治療を行いたいがために，造影CTは行わずカテーテルを行って初めて，解離である事実に気づかされることがあるのです．循環器内科医であれば誰もが一度はそのような経験があるのではないでしょうか．

　それではどこに注目して鑑別するのでしょうか．私は**病歴**を重視しています．大動脈解離は突然発症です．血管が裂けるわけですから理解しやすいでしょう．それに対して心筋梗塞は，なんとなく胸が痛くなり，その後増悪するという経過が一般的です．また，痛みの移動も大動脈解離らしい所見です．**突然発症で痛みが移動する**場合には大動脈解離を考えたほうがよいでしょう．

*

　`Case 01〜03`はそれぞれ心筋梗塞，脳梗塞，大動脈解離の症例でしたが，これらは1つひとつ覚えるというよりは相互に関連があり，それぞれの鑑別診断に挙がっていることがわかるかと思います．**頻度が高く緊急性の高い疾患の鑑別疾患には，同じように緊急性の高い疾患がある**ものなのです（図6）．このように，よく出合う疾患を深く理解すると，点と点がつながり鑑別が行いやすくなります．ぜひ意識しながら整理してみてください．

▶ Case 03

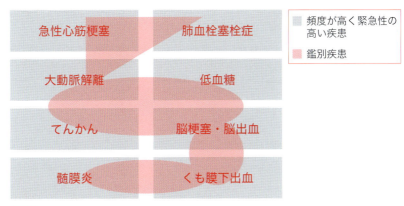

図6 怖い疾患を見逃さないために
頻度の高い疾患は鑑別診断も把握しよう

> **内科救急のオキテ**
>
> common disease は鑑別疾患も理解しよう！

第 1 章 よく出合う疾患は非典型的症状も理解しよう！

One more message

患者の自己診断を侮るな！

　突然発症の痛みの問診は前述しましたね．もう1つ，緊急性の判断には重要な問診があります．それが「前に同様の経験はありますか？」です．片頭痛，Ménière 病，てんかん，気管支喘息などは繰り返すことが診断の条件であり，患者自身が症状を一番よく知っているものです．また，消化性潰瘍の既往がある方が，そのときと同様の症状を訴えてきたら，それは潰瘍病変を第1に疑うべきでしょう．

　一般外来では，前日の TV の影響などで，患者が「○○だと思う」と自己診断して来ることがよくあり，筋違いのことも少なくありませんが，救急外来というまさに患者が困っている状況下では，患者の自己診断を軽視するべきではありません．例えば，女性に多い膀胱炎は，頻尿や残尿感などの有名な症状よりも患者の自己診断のほうが有用といわれています[1]．症状が非典型的であっても，既往がある場合には患者の訴えに重きを置きましょう．

核心に迫る1フレーズ
「前に同様の経験はありますか？」

文献

1) Bent S, et al: Dose this woman have an acute uncomplicated urinary tract infection? JAMA 287(20): 2701-2710, 2002.

2章

バイタルサインを正しく解釈しよう！

火のない所に煙は立たぬ

ここまで3症例を通じてcommonな疾患を深く理解することが見逃しを防ぐ1つの手段であることを述べてきました．よく出合う疾患は非典型的症状までしっかりと理解し，その裏にある鑑別すべき疾患も理解することで，点と点がつながり見逃しを防げるわけです．そこに痛みを認める場合にはOPQRSTA（➡ p33：表18）をもれなくチェックし，既往がある場合には同様の経験がないかを確認することで，少なくとも怖い疾患，緊急性の高い疾患は想定できるようになるでしょう．

バイタルサインの正しい解釈，これもまた見逃しを防ぐためには重要です．病歴や身体所見が重要なのは百も承知ですが，意識障害を認める場合や目撃者がいない場合には，知りたい病歴や身体所見をとれないことが少なくありません．それに対して，バイタルサインをとれない患者はいません．また，バイタルサインが不安定なままで問題ない患者もいません．救急外来ではとにかくバイタルサインを安定させなければその場を動けません．

ということで，ここでは誰もが重要とわかっているバイタルサインをどのように救急外来で活かしていくか，またどこに注目して評価するべきなのかを学び，患者の発する危険なサインを早期にキャッチできるようになりましょう．バイタルサインは嘘をつきませんから．

バイタルサインが重要だとわかっていても，注目すべきポイントを整理していなければ容易に危険な徴候を見逃します．私が救急外来でバイタルサインを解釈する際に意識していることは以下の6点です．2章で1つずつみていきましょう．

バイタルサインの解釈のポイント＠救急外来

❶ 通常の変化を知ろう！
❷ 意識障害を見逃すな！
❸ 呼吸数を軽視するな！
❹ 総合的に評価せよ！
❺ 普段と比較せよ！
❻ 薬剤の影響を忘れずに！

通常の変化を知ろう!
正常を知らなければ異常に気がつかない

血圧低めの脳卒中⁉

　脳梗塞や脳出血などの頭蓋内疾患の場合，バイタルサインは通常どのように変化するのでしょうか．頭蓋内圧が上昇するので，体血圧を上げて脳血流を維持するために血圧は上昇します．例えば，右上下肢麻痺を主訴に救急搬送された症例で血圧が 180/98 mmHg であれば，脳卒中らしいといえます．一般的に収縮期血圧が 160 mmHg 以上であれば，頭蓋内疾患の可能性が高いと判断しますが，正常ないし低い場合には要注意です（**表 1**）[1]．血圧が 120/58 mmHg であった場合には，立ち止まって「本当に脳卒中か？」と頭部 CT のオーダーを入れる前に考えなければならないのです．この場合には脳卒中らしい所見を示す他疾患も積極的に鑑別しにいくべきです．

脳卒中の鑑別疾患

　具体的に「脳卒中かな？」と思った際に鑑別すべき疾患は，① 低血糖，② 大動脈解離，③ 痙攣・痙攣後，④ 頭部外傷，⑤ 感染性心内膜炎などです（**表 2**）．低血糖であれば頭部 CT は不要ですよね．大動脈解離や痙攣は疑っていなければ鑑別できません．頭部外傷の可能性があれば頸椎保護も必要かもしれません．よくよく聞いてみると数週間前から発熱を認めるなど，感染徴候があれば感染性心内膜炎が原因かもしれません．もちろん例外はつきもので血圧が正常でも脳卒中（特にくも膜下出血）の可能性はありますが，救急外来では早期に「何かおかしいな？」と気づくことが重要です．まずはシンプルに，脳卒中であれば血圧は高く，正常ないし低い場合には**表 2** の疾患

表1 意識障害と頭蓋内疾患

指標		頭蓋内に器質的病変がある尤度比
収縮期血圧 (mmHg)	～89	0.03
	90～99	0.08
	100～109	0.08
	110～119	0.21
	120～129	0.45
	130～139	1.5
	140～149	1.89
	150～159	2.09
	160～169	4.31
	170～179	6.09
	180～	**26.43**
瞳孔	対光反射の消失	3.56
	1 mm以上の不同	9.00

〔Ikeda M, et al: Using vital signs to diagnose impaired consciousness: cross sectional observational study. BMJ 325(7368): 800, 2002 より〕

表2 脳卒中を疑ったら鑑別すべき疾患
疑わなければ診断できない！

① 低血糖
② 大動脈解離
③ 痙攣・痙攣後
④ 頭部外傷
⑤ 感染性心内膜症
⑥ その他

も考えて対応するということを覚えておくべきでしょう．

Case 02 と Case 03 をもう一度みてください．Case 02 は血圧が高めなのに対して，Case 03 は血圧が正常ですよね．身体所見上は麻痺，構音障害を認め脳卒中を疑う所見ですが，高血圧の治療中であるにもかかわらず血圧が正常というところで「通常の変化ではない」と気づき，表2の疾患

も念頭に置き対応するべきなのです．疑わなければ血圧の左右差を測ろうとも思いません．X線を撮ったとしても異常所見には気がつかないでしょう．

内科救急のオキテ

脳卒中にショックなし！
血圧が低ければ脳卒中以外も考えよう！

文献

1) Ikeda M, et al: Using vital signs to diagnose impaired consciousness: cross sectional observational study. BMJ 325(7368): 800, 2002.

研修医からの質問②

Q 高齢者総合機能評価（CGA）を救急外来ですべてとるのは大変です．何かコツはありますか？

A 慣れればそれほど時間がかからないため，まずはとる癖をつけることが重要です．社会経済因子などは初療に専念していると聴取し忘れがちですが，その後の退院マネジメントに大きくかかわるため，診療の合間や入院説明時に看護師や事務の方にお願いして聞いてもらいましょう．役割分担も重要です．ここでは日常生活動作の評価のポイントを覚えておきましょう．

生活動作は難しいものから評価する

移動は？ 排泄は？ 摂食は？ と1つずつ評価するのではなく，最も難しいものから聞くとよいでしょう．「入浴」が自身で可能な人は，その他の基本的日常生活動作はまず自身でできます．「お風呂にお1人で入ることは可能ですか？」の質問に"Yes"であれば，その他の評価はスキップしてもよいでしょう（➡ p27：研修医からの質問①）．

Case 04

ここからは，症例をもとに学んでいきましょう．75歳の男性が顔色不良で救急搬送されてきました．何を考え，どのようにアプローチしますか？

Case 04

転倒，顔色不良で救急搬送された75歳・男性

高血圧，腰痛で当院かかりつけの方．来院前日から体調が悪く，自宅で安静にしていた．来院当日に自宅内で転倒し，顔色不良であったために心配した家族が救急要請．

▼バイタルサイン
- 意識　　2/JCS
- 血圧　　114/48 mmHg
- 脈拍　　110回/分
- 体温　　36.8℃
- 呼吸数　18回/分
- SpO_2　98%
- 瞳孔　　3/3，+/+

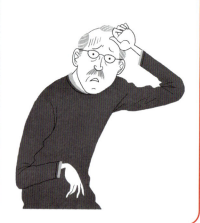

まず，この患者は重症でしょうか？　バイタルサインは安定していますか？　収縮期血圧が 114 mmHg あるので大丈夫でしょうか．そんなことはありませんよね．この患者は高血圧を指摘されているにもかかわらず，血圧が正常値，また脈拍も上昇し，見当識障害も認めています．この患者を診た瞬間に「ショックである」と判断し，対応しなければなりません．血圧のみでショックの判断をしてはいけません．この患者は消化管出血に伴う出血性ショックでした．

Case 04 ☞ 出血性ショック

ショックの判断

●───頻脈に注目する

　ショックを早期に認識するためにはどうすればよいでしょうか．平均血圧が臓器灌流を規定しているため，身体は何とか血圧を維持しようとします．そのためにまず変化するのが脈拍です．血圧は心拍出量と脈管抵抗によって規定されるため，心拍出量を上昇させるために脈拍を上昇させるわけです．つまり，血圧の低下を認めなくても**頻脈を認める場合には**ショックを想起しなければならないのです．いよいよ血圧が低下した場合には，代償の破綻を意味し非常に危険な状態です．血圧の低下（一般的に収縮期血圧＜90 mmHg）を認める場合には，循環血漿量の 30％ の出血が示唆されます（表3）．

●───「ショック＋徐脈」に注意

　それでは，血圧が低いにもかかわらず，脈も遅い場合には何を考え，どのように対応するべきでしょうか？　このような場合には表4のような疾患を考えなければならず，重篤な疾患が数多く含まれていることがわかると思い

表3 推定出血量とバイタルサインの変化

推定出血量 (循環血漿量に 対する割合)	<15%	15〜30%	30〜40%	40%<
起立性変化	心拍数増加 ≧30/分	収縮期血圧低下 ≧20 mmHg	拡張期血圧低下 ≧10 mmHg	拡張期血圧低下 ≧10 mmHg
脈拍(/分)	<100回	>100回	>120回	>140回
脈圧	正常	低下	低下	低下
収縮期血圧	正常	正常	<90 mmHg	<70 mmHg

〔McGee S, et al: The rational clinical examination. Is this patient hypovolemic? JAMA 281(11): 1022-1029, 1999 より〕

表4 ショック＋徐脈　鑑別は限られる

① **高カリウム血症**
② **下壁梗塞(右室梗塞)**
③ **徐脈性不整脈**
④ **薬剤(β遮断薬，ジギタリスなど)**
⑤ 血管迷走神経反射
⑥ 低体温
⑦ 神経原性ショック(脊髄損傷)
⑧ 副腎不全，粘液水腫クリーゼなど

(坂本 壮：救急外来ただいま診断中！ p82, 中外医学社, 2015 を改変)

ます．頻度として多いのは薬剤の影響や迷走神経反射ですが，高カリウム血症や下壁梗塞，徐脈性不整脈も少なくなく，これらは緊急性が高いため，まず考える必要があります．特に**高カリウム血症**は症状が多彩であり，緊急性が最も高いため要注意です．「**ショック＋徐脈**」をみたら想起できるように頭の中に入れておきましょう．

　ショックであると認識したら，次に行うことはショックを分類し，しかるべき処置を施すことです．ショックは血液分布異常性ショック(distributive shock)，循環血液量減少性ショック(hypovolemic shock)，心原性ショック(cardiogenic shock)，閉塞性ショック(obstructive shock)の4つに分類されます．分類方法は別書[1])に譲りますが，救命救急センターなど外傷患者

が多く搬送される病院では出血性病変に伴う循環血液量減少性ショックが多いのに対して，**内科救急をメインに行っている二次救急では敗血症性ショック（septic shock）に代表される血液分布異常性ショックも多い**と思います．原因を考えながら，ショックの初療を行いましょう．

⦿──体温と脈拍─比較的徐脈に要注意！

　比較的徐脈とは，体温が 39℃ 以上で脈拍 110 回/分以下，体温 40℃ 以上で脈拍 130 回/分以下と定義されます．「39℃ では 110 番」と私は徳田安春先生（群星沖縄臨床研修センター）から教わり，覚えています．比較的徐脈はレジオネラ（➡ p131），クラミドフィラ，マイコプラズマや薬剤熱が代表です．絶対的なものではなく，β遮断薬など薬剤自体の影響が最も多い原因ではあると思いますが，比較的徐脈を認める場合にはプロブレムリストにこれらを挙げ，一度は考える癖をつけるとよいでしょう（その他，腸チフスやデング熱，レプトスピラ感染症なども有名です）．心拍数だけをみていると頻脈のようにみえても，体温とともに評価すると徐脈なのです．

> **内科救急のオキテ**
> ・ショックでは脈拍は上がるぞ！「ショック＋徐脈」は要注意！
> ・発熱すると脈拍は上がるぞ！「比較的徐脈」を見逃すな！

文献
1) 坂本 壮：救急外来ただいま診断中！ 中外医学社，2015．

2 意識障害を見逃すな！

　バイタルサインはモニターの数値だけではなく，必ず患者に声をかけ意識状態を正確に把握することを怠ってはいけません．「意識障害を見逃さないこと」，これが極めて重要です！　プロブレムリストに意識障害が挙がるか否かで，その後のアプローチは異なります．

● 意識障害の正確な評価

　意識障害を認める場合には，どの程度の意識障害なのかを評価します．Japan Coma Scale（JCS），Glasgow Coma Scale（GCS）が有名ですね．これらは正確に評価できるようにならなければなりません．研修医はポケットに忍ばせておきましょう．わずかな意識障害も見逃さないために，研修医が間違いやすい2つの点について述べておきます．

　患者が呼びかけで開眼した場合，それはE3ですか？　それともE4ですか？「呼びかけで開眼したのだからE3」ではないことに注意が必要です．眠いときは誰だって目を閉じていますよね．特に目を開ける必要もなければ開けません．そのため，患者に呼びかけ，その後の反応をみて評価することが必要になります．つまり，閉眼している患者に対して呼びかけて，その後**こちらが問いかけている間，開眼が維持できていればE4**と評価しましょう．正確な時間の定義はありませんが，20秒程度開眼できていればOKでしょう．それに対して，こちらが問いかけているにもかかわらず**閉眼してしまう状態であればE3**ととりましょう．

　そしてもう1点，M5とM6の違いです．「目を開けてください」「手を握ってください」と患者に問いかけてはいけません．必ず離握手，開閉眼を確認しましょう．つまり，「目を開けてください，閉じてください」「手を握ってください，離してください」と確認しましょう．これができなければ

M6 ではなく M5 です．わずかな意識障害を見逃さないために，細かいことではありますが，意識して評価しましょう．

核心に迫る 1 フレーズ
「目を開けてください，閉じてください」
「手を握ってください，離してください」

　意識障害があると判断したら，「10 の鉄則」（➡ p58）に則って鑑別を進めていきます．意識障害に限らず，救急外来ではプロブレムリストを挙げ，それぞれのアプローチ方法を自分なりにもつとよいでしょう．それによって見逃しを防ぐことができます．例えば意識障害であれば「10 の鉄則」に沿って鑑別を進めることで，少なくとも救急外来で行わなければならないことはすべて網羅できます．確定診断はできなくても，「いまやるべきこと」は行っているため，患者さんが不利益を被ることはありません．

＊

　意識障害の具体的なアプローチ（「10 の鉄則」）は後述するとして，ここでは意識障害を見逃さないこと，そしてバイタルサインに注目して，原因を想定すること（血圧が高ければ頭蓋内の可能性が高くなる），まずは低血糖を否定することはおさえておきましょう．

それでは Case 05 です．68歳の女性が自宅で卒倒し救急搬送されました．さあみなさん，どのようにアプローチすればよいでしょうか．バイタルサインに注目して鑑別を進めていきましょう．

Case 05

卒倒後，ぼーっとしている68歳・女性

来院当日，娘さんの前で卒倒した．呼びかけに対して速やかに反応するもぼーっとしている状態であり，心配した娘さんが救急要請．

▼バイタルサイン
- 意識　　2/JCS
- 血圧　　126/60 mmHg
- 脈拍　　88回/分
- 体温　　37.0℃
- 呼吸数　15回/分
- SpO_2　97%
- 瞳孔　　3/3，＋/＋
- 運動障害なし

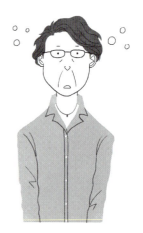

この患者の原因疾患はずばり何でしょうか？　鑑別疾患は多岐にわたりますが，まず考えなければならない重要な疾患があります．みなさんわかりますか？　バイタルサインは安定していて，麻痺もなし，頭もぶつけているから脳震盪？　なんて考えてはダメですよ．

卒倒したということは突然発症ですね．そして，バイタルサインに注目してください．軽度の意識障害がありますね．これが極めて重要です．「この患者は意識障害を認める」と認識することがとにかく重要なのです．これを年のせい，もともとだろう（認知症があるのだろう）などと考えてはいけません．**必ず普段の意識状態を確認**しましょう．家族や友人，施設職員，ケアマネジャーに「普段と変わりませんか？」と確認することを怠ってはいけません．

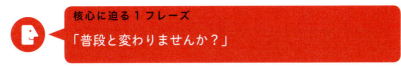

核心に迫る１フレーズ
「普段と変わりませんか？」

くも膜下出血を疑わなければならないとき

意識障害を認め，明らかな麻痺や構音障害を認めれば，誰もが脳卒中を考えます．また，前述のとおり，高血圧や瞳孔の左右差を認めれば頭蓋内疾患らしい所見です．この患者は頭蓋内疾患を考えますか？　麻痺も認めず，血圧も正常なので頭蓋内疾患は考えにくい……，そうではないのです．この病歴，バイタルサインから積極的にくも膜下出血を疑わなければなりません．本症例で注目すべきバイタルサインは「意識」です．意識障害を認める患者が**左右差を認めない状況**であった場合，まずは**くも膜下出血を疑う癖**をつけましょう．その他，**低血糖**や**急性薬物中毒**も，左右差を認めない意識障害で考えておくべき鑑別診断です．

Case 05 ☞ くも膜下出血

表5 WFNS分類

Grade	Glasgow Coma Scale	主要な局所神経症状 (失語あるいは片麻痺)
I	15	なし
II	13〜14	なし
III	13〜14	あり
IV	7〜12	有無不問
V	3〜6	有無不問

〔Report of World Federation of Neurological Surgeons Committee on a Universal Subarachnoid Hemorrhage Grading Scale. J Neurosurg 68(6): 985-986, 1988 より〕

● 左右差のない意識障害

　なぜ，くも膜下出血を考えるのでしょうか．脳梗塞や脳出血は，好発部位からもわかるとおり，多くの症例で身体所見上左右差を認めます．それに対して，**くも膜下出血は左右差を認める症例のほうが少ない**のが特徴です．来院パターンとしては，①**激しい頭痛**を主訴に来院する場合，②**意識障害を認める**場合，が代表的です．頭痛を認める場合には誰もがくも膜下出血の可能性を考慮し対応するでしょう．問題は意識障害を認める場合です．今回のように軽度の意識障害であれば，発症時の頭痛の有無を確認することができるかもしれませんが，確認できない場合にも，積極的にくも膜下出血を疑う必要があるのです．左右差のない意識障害でなぜ第1にくも膜下出血を考えるのか，それはくも膜下出血が重篤な疾患であり，早期に診断し治療介入を行う必要があるからです．

　くも膜下出血の代表的な重症度分類にWFNS分類(表5)があります．これは，意識状態，失語や片麻痺などの局所神経症状で分類するものですが，入院時の重症度が予後を規定していることがわかります(表6)．重症度を上げないためにできることは何でしょうか．

　破裂してしまった動脈瘤は正直，救急外来ではどうすることもできませ

表6 入院時の重症度と予後　重度の意識障害は予後不良

WFNS分類	退院時mRS 0〜2(%)	死亡率(%)
Grade I	84.8	4.1
Grade V	9.1	**65.2**

mRS：modified Rankin Scale.
脳卒中の評価指標として使われており，0(全く症状がない)から5(高度の障害)までと，6(死亡)に分類する．
〔小林祥泰(編)：脳卒中データバンク2015．中山書店，2015をもとに作成〕

ん．心がけることは，再破裂を防止することです．来院時には意識障害が軽度であったものが，精査中に悪化してしまうことは避けなければなりません．そのためには，目の前の患者がくも膜下出血かもしれないと，いち早く察知し対応することが大切です．「麻痺がないから」「血圧が高くないから」という理由で頭蓋内疾患の可能性は低いと考えるのではなく，くも膜下出血ならありうると考えて，対応するべきなのです．間違っても，患者に過度に刺激を加えてはいけません．早期に疑い保護的に対応しましょう．

内科救急のオキテ

**左右差のない意識障害は，
くも膜下出血を第1に考えよう！**

Case 06

Case 05 では，「左右差のない意識障害」をみたら，まずはくも膜下出血を疑うことを学びました．くも膜下出血は重篤な疾患であり，早期に疑って保護的に対応することが極めて重要であるため，このように頭に入れておくことをお勧めします．

それでは，Case 06 です．68歳の男性，主訴は意識障害です．何を考え，どのようにアプローチしますか？

Case 06

感冒症状があり，反応が乏しい68歳・男性

高血圧，認知症で当院かかりつけの方．来院数日前から発熱，感冒症状を認め近医で薬を処方され経過をみていた．解熱傾向にあるものの反応が乏しくなり，家族が救急要請．

▼バイタルサイン
- 意識　　20/JCS
- 血圧　　135/68 mmHg
- 脈拍　　100回/分
- 体温　　37.8℃
- 呼吸数　18回/分
- SpO_2　97％
- 瞳孔　　3/3，+/+
- 項部硬直なし

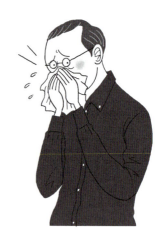

この患者の原因は何か，すぐに判断することはできませんが，Case 05 のくも膜下出血と同様に，この症例において必ず鑑別の上位に挙げなければならない疾患は何でしょうか？　それは，細菌性髄膜炎です．

Case 06 ☞ 細菌性髄膜炎

　細菌性髄膜炎は初診時にかなり見逃されていると思います．肺炎球菌やHibワクチンによって，頻度は減少していますが，救急外来で仕事をしていると忘れたころにやってきます．また，肺炎や尿路感染症の診断で入院となった患者の意識がなかなか改善せず，後々になって実は髄膜炎だったのでは？　という症例もみなさん経験あるでしょう．細菌性髄膜炎が見逃されるのにはいくつかの理由があります．1つひとつ考えていきましょう．

細菌性髄膜炎を見逃す理由

① 鑑別に挙がっていない

　細菌性髄膜炎は内科救急疾患として有名ですが，ワクチンの普及によって減少傾向にあります．初期研修の2年間のうちに1例も経験したことがない人も多いでしょう．そのため，出合うはずがないと考え，そもそも鑑別に挙がっていないことがあるのです．

　本邦の髄膜炎の年間発症者は約3万人ですが，その多くは無菌性髄膜炎です．細菌性髄膜炎は約1,500人程度で，そのうち75%は小児です．400〜1,000床規模の病院であれば，年間1〜4例程度は細菌性髄膜炎の症例が病院を訪れていると考えられます．

　細菌性髄膜炎はとにかく見逃してはいけない疾患です．頭痛や頸部痛の鑑別には挙がっても，意識障害患者ではなぜか軽視され，忘れ去られています．**細菌性髄膜炎はほぼ間違いなく意識障害を認めます**．原因が同定できない意識障害患者では，常に頭の片隅に置いておかなければなりません．

表7 典型的な髄液所見　細菌性 vs. 無菌性

髄液所見	細菌性	無菌性
白血球数（/μL）	＞500	＜300
分画	多核球優位	リンパ球優位
糖	低下（血清の40％以下）	正常
総蛋白質（mg/dL）	著明に上昇（100〜500）	正常〜上昇

② 腰椎穿刺を施行していない

「髄膜炎かな？」と思ったら，腰椎穿刺まで一直線です．言われれば当たり前のように聞こえるかもしれませんが，これができていないことがほとんどです．腰椎穿刺を行う理由ではなく，何とかして回避できないかを探してしまうのです．例えば，軽度の意識障害を認めたとしても，発熱のせい，認知症のせい，睡眠導入薬の影響などと考えてしまうのです．

ある程度時間をかけて診断してもよい疾患であれば，腰椎穿刺を急ぎませんが，細菌性髄膜炎は時間との闘いです．**来院後30分以内**に適切な抗菌薬治療を行いたいのです．また，意識障害がなく，頭痛・嘔吐が主症状であった場合には，細菌性よりも無菌性髄膜炎が疑われますが，無菌性だからといって腰椎穿刺を行わなくてもよい理由にはなりません（➡ p157）．面倒くさがらずに行いましょう．

③ 腰椎穿刺の結果の解釈を誤る

細菌性か無菌性かの判断は一般的に**表7**のように示されていますが，例外はいくらでもあります．細菌性髄膜炎を臨床的に疑っているときには，**髄液の一般検査の結果を気にしない**ことが重要です．細胞数が0でも細菌性髄膜炎の可能性はあります．培養で菌が生えないことを確認するか，原因が同定できない限り，安易に初回の髄液の一般検査で否定してはいけません．**検査前確率が大切**なのです．急性腎盂腎炎を疑っているけれども，軽度の意

識障害を認め，髄液検査で細胞数が上昇していない患者と，他に原因が同定できていない意識障害患者では，検査結果の解釈は異なるわけです．

＊

　救急外来で出合う細菌感染症の多くが，肺炎，尿路感染症です．その他，腹腔内感染症や皮膚軟部組織感染症がそれに続きます．細菌性髄膜炎は非常に稀な疾患で，「細菌性髄膜炎かもしれない?!」と思って精査しても結果，急性腎盂腎炎だったなど，はずれることが多いものです．でもよいのです，見逃したら大変ですから．初療医が疑い腰椎穿刺を施行し，髄液培養を提出しない限り診断できません．出血傾向や穿刺部位の感染などの禁忌はありますが，そのような症例は極々一部です．**疑ったら積極的に腰椎穿刺を行いましょう．**

　とにかく腰椎穿刺を行うかどうか迷ったら，行うべきですよ．何でもかんでも行うべきではありませんが，自分が必要だと判断したら迷うことなく行いましょう．そのような症例で，後から上級医に「腰椎穿刺は必要あったかな？　私ならやらないな」などと突っ込まれたとしても，それはそれでいいのです．事件は救急外来で起きているのですから．

> **内科救急のオキテ**
>
> 確定診断できない意識障害患者では，
> 腰椎穿刺を躊躇するな！

One more message

意識障害のアプローチ「10の鉄則」

　意識障害を認識したら迷っている暇はありません．低血糖や脳梗塞など治療介入が遅れると患者に不利益が生じてしまうものが多々含まれているからです．意識障害患者に出会うたびに鑑別の順番が異なっていては，忙しい救急外来では見逃しを防ぐことはできません．一定のアプローチをもつことで，見逃しを防ぎましょう．

❶ ABCの安定が最重要！

- A(airway)，B(breathing)，C(circulation)の安定は「意識障害」にかかわらず絶対です．救急外来では，ABCが安定していなければ場所を移動することすらできません．
- **重度の意識障害，ショックは気管挿管の適応**であることを理解しておきましょう．以下の症例が代表的です．
  - 急性薬物中毒で300/JCSの患者がいたとします．意識以外のバイタルサインが安定していたとしても気管挿管するべきです．もしも気管挿管しないのであれば厳重なモニタリングが必要です．内服内容によっては意識障害は遷延し，その間に誤嚥や窒息を起こしかねません．
  - 食道静脈瘤破裂によるショック状態の患者がいたとします．酸素化・換気は問題なかったため気管挿管せずに緊急内視鏡を行ったとします．どうなると思いますか？　なかなか止血できず脳血流低下に伴う痙攣を認めるかもしれません．吐血，誤嚥し酸素化の低下を認めるかもしれません．確実に気道を確保し，止血操作を終えたら抜管するのが賢明です．

❷ バイタルサイン，病歴，身体所見が超重要．外傷検索，AMPLE 聴取も忘れずに！

- バイタルサインのポイントは Case 04 で述べました．頭蓋内疾患が原因であれば血圧は上がるはず，ショックであれば脈は上がるはずでしたね．
- 病歴は最も重要です．救急の現場では病歴をとることができないことも多々ありますが，聴取する努力を怠ってはいけません．
- 身体所見はいつ何時も重要です．感染巣が隠れているかもしれません．手術痕やシャント，リストカット痕などは，見れば誰でもわかります．
- 外傷が原因で意識が悪くなる代表は**頭部外傷**です．頭部外傷患者をみたら，必ず後頸部の圧痛を確認しましょう．**頸椎損傷**の可能性は常に考える必要があります．
- AMPLE とは A(allergy, ADL)，M(medication)，P(past history, pregnancy)，L(last meal)，E(event, environment)です．当たり前のこととして確認しましょう．特に薬剤は非常に重要です．意識障害にかかわらず，いかなる主訴においても薬剤性の可能性を考える癖をつけましょう．

❸ 鑑別疾患の基本をマスターせよ！

- 救急外来で鑑別疾患を考えるときには，① 緊急性，② 簡便性，③ 検査前確率を意識します．緊急性が高い意識障害の原因の代表は**低血糖，脳卒中，高カリウム血症**などです．
- 簡便性の点では，血糖や電解質異常が代表的ですね．簡易血糖測定器(デキスター)や血液ガスを確認すれば瞬時に結果がわかります．
- 検査前確率をいかに意識できるかが最も重要です．「〜から○○が原因らしい」と考えられるかが診断の近道となります．糖尿病治療中であれば**低血糖**，心房細動を認める患者の半身麻痺では**心原性脳塞栓症**，維持透

析患者では**高カリウム血症**や心不全に伴う**低酸素血症**を積極的に疑います．

❹ 意識障害と意識消失を明確に区別せよ！

- 意識障害と意識消失は似て非なるものです．意識障害はこの「10の鉄則」に則り鑑別しますが，意識消失であった場合には失神や痙攣の可能性を考える必要があります．特に失神の場合には，心血管性失神や出血や薬剤に伴う起立性低血圧など考えなければならない重篤な病態が含まれるため要注意です．
- 失神は，①瞬間的な意識消失発作，②姿勢保持筋の消失，③数分以内に意識が普段どおりへ回復する，という条件を満たす必要があります．脳血流がなかなか回復しない場合には失神から痙攣に至ることもありますが，救急外来では，まずは目の前の患者の意識が普段どおりなのか否かを瞬時に確認し，普段どおりならば意識消失の可能性を考え，異なるようであれば意識障害としてアプローチしていけばよいでしょう．

❺ 何が何でも低血糖の否定から．デキスター，血液ガスのチェック！

- 鉄則の❶〜❹を同時並行で行い，ここからは具体的な疾患を想定し対応していきます．低血糖に陥りやすい患者は概ね決まっています．糖尿病治療中（特にスルホニルウレア薬，インスリン使用中），アルコール多飲者，胃切除後，担癌患者など低栄養の患者です．これらに該当しない場合には低血糖の可能性は極めて低いですが，敗血症に伴う副腎不全など誰もが低血糖になりえます．そしてデキスターで血糖を測れば判断可能であるため，いかなるときも血糖を迅速に確認し低血糖の有無をチェックするべきです．

- 低血糖単独ではショックにはなりません．もしも低血糖を認めた患者のバイタルサインが不安定であった場合には敗血症の関与を考えましょう．

❻ 出血か梗塞か，それが問題だ！

- 脳卒中に伴う意識障害は救急外来では非常に多く，特に脳梗塞の場合には血栓溶解療法など時間的制約のある治療法が存在するため，迅速な診断が強いられます（Time is brain！）．脳出血か脳梗塞かは発症様式や心房細動の有無，頭痛の有無などで想定することは可能ですが，CTを撮影しなければわかりません．細かな身体所見をとるよりも，顔面・四肢の麻痺，構音障害の有無，瞳孔所見は最低限とり，低血糖否定後に頭部CTを撮影しましょう．血栓溶解療法の適応のある脳梗塞であった場合には，来院後1時間以内にアルテプラーゼを投与することが目標です．

❼ 菌血症・敗血症が疑われたら fever work up！

- 高齢者では感染症によって意識障害を生じることがよくあります．悪寒戦慄の病歴を認める場合には菌血症を，qSOFA，SIRS criteriaを満たす場合には敗血症を考え，work upしましょう．

❽ 電解質異常，アルコール，肝性脳症，薬物，精神疾患による意識障害は除外診断！

- これらは頻度の高い意識障害の原因ですが，診断基準は存在せず，除外診断であることを意識することが重要です．肝硬変患者の意識が悪いと，何でもかんでも肝性脳症と判断し肝不全用アミノ酸製剤（アミノレバン®など）を点滴しがちですが，低血糖や脳卒中，敗血症の可能性は当然あるわけです．

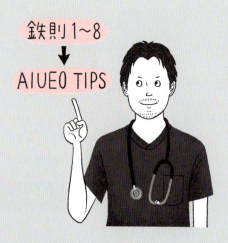

● ❾ 疑わなければ診断できない．
　　AIUEO TIPS を上手に利用せよ！

- AIUEO TIPS は意識障害の鑑別疾患の覚え方として代表的ですが，これを A から順番に鑑別していては時間がいくらあっても足りません．またビタミン欠乏や大動脈解離が含まれていないため，追加して覚えておく必要があります．
- AIUEO TIPS の実践的な使用方法は，「忘れ物探し」です．鉄則の ❶〜❽ を行った後に，鑑別し忘れがないかを AIUEO TIPS を使って確認するのがよいでしょう．忘れやすいものは決まっています．**痙攣，低体温，薬剤**などが代表的でしょう．

● ❿ 原因が 1 つとは限らない．
　　確定診断するまで安心するな！

- 意識障害の原因が重複している場合も少なくありません．低血糖＋敗血症，脳卒中＋痙攣，頭部外傷＋アルコール，低ナトリウム血症＋薬剤，

熱中症＋敗血症など，1つの原因を見つけて安心するのではなく，本当にこれで説明がつくのかを常に意識しておきましょう．

文献
1) 坂本 壮：救急外来ただいま診断中！ pp7-22, 中外医学社, 2015.

3 呼吸数を軽視するな！

Case 04〜06 では，バイタルサインのうち意識に注目し，意識障害の程度が軽かったとしても，確実に拾い上げ鑑別することがいかに重要かを学びました．ここでは，意識と同様，救急外来では必ず確認しなくてはならないバイタルサインである"呼吸"に着目し，学んでいきましょう．

みなさん，呼吸の異常をどのように確認しているでしょうか．呼吸様式と呼吸数が重要です．呼吸様式は，胸郭が十分に上がっているかどうかを瞬時に確認しましょう．回数は20秒間数え3倍，15秒間数え4倍，どちらでもそれ以外でもOKですが，私は実際に数えるよりも，**患者の呼吸様式を真似し，呼吸の異常を瞬時に感じとる**ようにしています．患者の呼吸と合わせて自分自身も呼吸をして，早い，浅いなどの異常を認めたら要注意です．

呼吸の異常は，患者の呼吸を真似て瞬時に判断！

呼吸数はなぜ重要なのでしょうか？ みなさんは呼吸数が32回/分の患者を診た場合にはどのような病態を考えますか？ まず「過換気」と考えてはダメですよ．若い女性が頻呼吸を認め，最終的に過換気の診断となることは少なくありませんが，まず考えるべき病態でありません．過換気後無呼吸（post hyperventilation apnea：PHVA）[*1]など気にかけることはありますが，基本的には過換気の対応は急ぎません．それよりもまず頻呼吸患者を診たら考えるべき病態があります．それが**代謝性アシドーシス**です．

[*1] **過換気後無呼吸**：読んで字のごとく，過換気後に無呼吸となる病態を指します．$PaCO_2$の低下を生理的反応で抑制するために呼吸停止になると考えられています．致死的な病態か否かはわかりませんが，低酸素は放置するべきではありません．過換気だからと安易に考えるのではなく，原因検索とともに経過を見守ることが重要です．

●——代謝性アシドーシスによる頻呼吸
―Kussmaul呼吸と過換気の判断

敗血症などによって乳酸アシドーシスの状態となると，それを代償するために代償性呼吸性アルカローシスを起こし，Kussmaul呼吸を呈します（Henderson-Hasselbalchの式[*2]を思い出しましょう）．救急外来では，「頻呼吸 → 過換気」ではなく，**「頻呼吸 → 代謝性アシドーシス」**を考える癖をつけましょう．

ちなみに過換気とKussmaul呼吸は，**息こらえが可能か否か**でもおおよそ見当はつきます．一般的にKussmaul呼吸は息こらえが可能なのに対して，過換気発作では息こらえは困難です．また，過換気は原則SpO_2は100％です．必要以上に酸素を吸い込み二酸化炭素を吐いているので当たり前といえば当たり前ですよね．SpO_2が95％であれば，正常ではなく異常と考え対応するべきでしょう．最終的な判断は血液ガスで行いますが，「過換気ではないかも？」と早期に判断できるようになることが重要です．

Kussmaul呼吸と過換気発作の判断
☞ 息こらえは可能か？

[*2] Henderson-Hasselbalchの式：$pH = 6.1 + \log[HCO_3^-]/0.03 \times PaCO_2$

研修医からの質問③

Q 最も重要なバイタルサインは何ですか？

A バイタルサインはどれも重要ですが，どれか1つと言われれば私は「呼吸数」と答えます．回数が問題ないか，Cheyne-Stokes呼吸やBiot呼吸などの様式の異常がないか，胸郭の挙上は十分かなどを判断します．呼吸が正常であれば，意識障害や発熱を認めたとしても1分1秒を争う病態ではない可能性が高いでしょう．逆に呼吸数の異常が認められる場合には，すぐに対応したほうがよいでしょう．

それでは続けて Case 07 です．74歳の女性が起床後の呼吸困難を自覚し救急搬送されました．さあみなさん，どのようにアプローチするでしょうか．バイタルサインに注目して鑑別を進めていきましょう．

Case 07

呼吸困難と両手のしびれを訴える74歳・女性

うつ病で近医精神科に受診中．来院当日の起床後から呼吸困難を自覚した．両手のしびれも伴い，心配になり救急要請．

▼バイタルサイン
- 意識　　清明
- 血圧　　148/88 mmHg
- 脈拍　　110回/分
- 体温　　36.8℃
- 呼吸数　24回/分
- SpO_2　94%
- 瞳孔　　3/3, +/+
- 両手助産師肢位

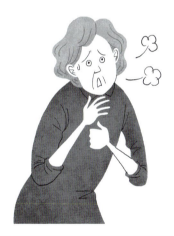

高齢女性の呼吸困難です．みなさん，原因は何だと思いますか？　代表的な鑑別疾患として，心不全，肺炎，COPD急性増悪，肺血栓塞栓症，気胸，アナフィラキシーなどが挙げられるでしょう．これらを鑑別するのは意外と難しく，救急外来では診断よりも治療が優先されることも少なくありません．

　バイタルサインの異常は，呼吸数，SpO_2，脈拍ですね．血圧はやや高めですが，脈圧は正常で異常な高血圧ではありません．このようなバイタルサインで両手のしびれ，助産師肢位（Trousseau徴候）であると，どうしても過換気症候群を考えてしまいがちですが，前述のとおりこのバイタルサインは過換気では合いません．慢性閉塞性肺疾患などの肺病変を認めないにもかかわらず，SpO_2が94％というのは低すぎます．過換気ならばSpO_2は普段よりも高くなるはずです．この患者は，肺血栓塞栓症でした．

Case 07 ☞ 肺血栓塞栓症

非典型例が多い肺血栓塞栓症

　術後患者の突然の呼吸困難など典型的な発症様式の場合には誰もが疑いますが，非典型例も多く，初診時に診断することは難しい疾患であると理解しておくことが重要です．心電図におけるS1Q3T3や心エコーにおけるD-shapeなど有名な所見はありますが，心電図変化は絶対的なものではなく，D-shapeも明らかな右心不全所見を認めない限り判断は困難です．確定診断するためには，大動脈解離同様，造影CTが必要となります．さらにいうと，これらの検査は疑って初めてオーダーするものであり，鑑別に肺血栓塞栓症が挙がっていなければ容易に見落とします．

●───肺血栓塞栓症を疑う3つの所見

　リスクのある患者の突然の呼吸困難や明らかな酸素化の低下，一足の下肢

表8 Wellsスコア

	ポイント	
	オリジナル版	簡易版
PEもしくはDVTの既往	1.5	1
心拍＞100回/分	1.5	1
4週間以内の手術あるいは長期臥床	1.5	1
血痰	1	1
活動性の癌	1	1
DVTの臨床的徴候	3	1
PE以外の可能性が低い	3	1
臨床的可能性　PEらしくない	≦4	≦1
臨床的可能性　PEらしい	＞4	＞1

PE：pulmonary embolism（肺血栓塞栓症），DVT：deep vein thrombosis（深部静脈血栓症）．
オリジナル版では，0〜1点は低リスク，2〜6点は中リスク，7点以上は高リスクとなる．
〔Douma RA, et al：Performance of 4 clinical decision rules in the diagnostic management of acute pulmonary embolism：a prospective cohort study. Ann Intern Med 154(11)：709-718, 2011 より〕

痛や腫脹を認める場合には，疑うことは難しくありませんが，本症例のようにそれほど重篤感がなく，酸素化の低下も極軽度である場合には注意が必要となります．肺血栓塞栓症は心電図や心エコーなどの検査から疑うのではなく，バイタルサインから疑うことをお勧めします．私は，**① 他に説明がつかない頻呼吸，② 他に説明がつかない低酸素，③ 他に説明がつかない頻脈**，の場合に積極的に肺血栓塞栓症を疑うようにしています．

さらにこれらバイタルサインは安静時だけでなく，普段と同様の状態でも評価します．つまり，普段歩行可能な患者であれば，歩いてもらうのです．それでも頻呼吸やSpO_2低下を認めることなく呼吸困難などの症状が認められないようであれば，肺血栓塞栓症は否定的と考えます．

疑うことができたらWellsスコア（表8）やRevised Genevaスコア（表9）などの肺血栓塞栓症のリスク評価に含まれる項目をチェックし，「らしい所見」を集め，肺血栓塞栓症の検査前確率を評価しましょう．

表9 Revised Geneva スコア

	ポイント	
	オリジナル版	簡易版
PE もしくは DVT の既往	3	1
心拍 75～94 回/分	3	1
心拍 ≧95 回/分	5	2
1 か月以内の手術・骨折	2	1
血痰	2	1
活動性の癌	2	1
一足の下肢痛	3	1
下肢深部静脈拍動を伴う痛みと浮腫	4	1
年齢＞65 歳	1	1
臨床的可能性 PE らしくない	≦5	≦2
臨床的可能性 PE らしい	＞5	＞2

PE：pulmonary embolism（肺血栓塞栓症），DVT：deep vein thrombosis（深部静脈血栓症）．
オリジナル版では，0～1 点は低リスク，2～6 点は中リスク，7 点以上は高リスクとなる．
〔Douma RA, et al: Performance of 4 clinical decision rules in the diagnostic management of acute pulmonary embolism: a prospective cohort study. Ann Intern Med 154(11): 709-718, 2011 より〕

　初発の失神で入院となった患者のうち，Wells スコアで「らしい群」であった症例では，その 40％ 以上が肺血栓塞栓症であったと報告されています．思っていた以上に多いと感じますよね．この報告で，実際に肺血栓塞栓症であった症例では，そうでなかった症例に対して，呼吸数＞20 回/分，脈拍＞100 回/分の割合が高かったのです[1]．バイタルサインに注目し，見逃しを防ぎましょう．

肺血栓塞栓症を疑う 3 つの所見
- 他に説明がつかない**頻呼吸**
- 他に説明がつかない**低酸素**
- 他に説明がつかない**頻脈**

> **内科救急のオキテ**
>
> 他に説明がつかない頻呼吸，低酸素，頻脈を診たら肺血栓塞栓症を疑い，らしい所見をチェックしよう！

文献

1) Prandoni P, et al: Prevalence of Pulmonary Embolism among Patients Hospitalized for Syncope. N Engl J Med 375(16): 1524-1531, 2016.

4 総合的に評価せよ！

Case 07 を通じて意識，呼吸数がバイタルサインの中で特に重要なことがわかっていただけたでしょうか．もちろんすべてのバイタルサインが重要なのですが，これらは軽視されがちであり，常に意識しておくと重篤な疾患の見落としを防ぐことができるのです．血圧や脈拍，体温[*1]は客観的に判断可能です．モニターに数値として出てくるため誰もが異常に気づきますが，意識，呼吸数はそうはいきません．常に意識することを心がけましょう．

ここでは，バイタルサインを総合的に判断する重要性を学びましょう．具体的には，ショックインデックス(shock index：SI)，全身性炎症反応症候群(systematic inflammatory response syndrome：SIRS)，qSOFA(quick sequential [sepsis-related] organ failure assessment)を頭に入れておきましょう．

◉ ショックインデックス(SI)

SI(表10)は，「脈拍/収縮期血圧」で定義されます．収縮期血圧が下がってから慌てるのでは遅いことは Case 04 (→ p44)で述べました．血圧が下がる前に当然，脈拍を上げて代償しようとするわけです．そこでSIが重要となります．SIの正常値は0.5〜0.6程度です．SI＝1で1L，SI＝2で2Lの出血が予想され，**収縮期血圧を上回る脈拍であった場合には要注意**ということです．「血圧が保たれているから大丈夫」と判断するのではなく，脈拍との比率で判断する癖をつけましょう．これはショック患者を早期に発見するために非常に重要な視点です．

[*1] 体温は個人差が大きいため，平熱と比べて1℃以上高ければ発熱と考えるとよい．解熱薬や抗菌薬，糖尿病や人工透析などによる修飾も考慮する．

表10 ショックインデックスから推定する出血量

血圧が下がってからでは遅すぎる

ショックインデックス	推定出血量	喪失量
1	約 1.0 L	23%〜
1.5	約 1.5 L	33%〜
2	約 2.0 L	43%〜

ショックインデックス＝脈拍/収縮期血圧
（正常値＝0.54±0.07）

表11 SIRS criteria

体温	<36.0℃ or >38.0℃
脈拍	>90 回/分
呼吸数	>20 回/分 or $PaCO_2$ <32 mmHg
白血球数	>12,000/μL，<4,000/μL or >10% 桿状核球

上記項目の 2 項目以上満たせば SIRS と診断．
〔American College of Chest Physicians/Society of Critical Care Medicine Consensus Conference: definitions for sepsis and organ failure and guidelines for the use of innovative therapies in sepsis. Crit Care Med 20(6): 864-874, 1992 より〕

──SIRS criteria

　SIRS criteria は表11のとおり，体温，脈拍，呼吸数，白血球数の4項目からなり，そのうち2項目を満たせば SIRS 陽性と判断します．2016年に敗血症の定義が改訂され，敗血症は「感染症によって SIRS を満たす状態」ではなく，「感染症によって引き起こされる臓器障害」であると定義が変わりました．

　なんだ，SIRS という言葉が消えたのであれば覚える必要はないではないかと思うかもしれませんが，そうではありません．SIRS は感染症を拾い上げるには有用な指標です．ある日突然，敗血症に陥るわけではなく，感染徴候を認め，介入が遅れれば敗血症となる患者を拾い上げるためには SIRS criteria は有用と考えます．実際に敗血症診断のアルゴリズム（図1）をみて

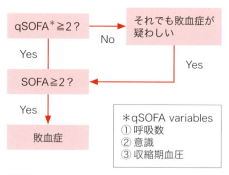

図1 敗血症診断のアルゴリズム

〔Singer M, et al: The Third International Consensus Definitions for Sepsis and Septic Shock（Sepsis-3）. JAMA 315(8): 801-810, 2016 より〕

も，まず評価する項目は次項で説明する qSOFA スコアですが，qSOFA を満たさなくても「それでも敗血症が疑わしい」場合には，敗血症の疑いとして SOFA スコアを評価することになります（→ p139）．この「それでも敗血症が疑わしい」という状態は病歴や身体所見からも判断しますが，バイタルサインで意識状態や血圧は qSOFA を満たさないものの，38℃ 台の発熱を認め，頻脈，頻呼吸を認める患者では感染症を疑い fever work up を行う必要があるため，SIRS criteria を評価することは有用であると考えます．また，体温は高いだけでなく低い（36℃ 未満）場合にも SIRS の項目に該当すること，高い場合と比較し重症度が増すことも忘れてはいけません．

体温が 38℃ 超や 36℃ 未満の患者を診たら，脈拍・呼吸数も合わせて判断し，SIRS criteria を満たすか否か（敗血症が疑わしいか否か）を判断する癖をもちましょう．

qSOFA スコア

qSOFA スコアは，呼吸数，意識障害，収縮期血圧の 3 項目から構成され，そのうち 2 項目を満たせば陽性と判断し，臓器障害の指標である SOFA スコア（**表12**）を評価する流れとなっています．qSOFA の素晴らしいところ

表12 qSOFA スコア
新しくなった敗血症スクリーニング

- 呼吸数≧**22**/分
- 意識障害
- 収縮期血圧≦**100** mmHg

〔Singer M, et al: The Third International Consensus Definitions for Sepsis and Septic Shock (Sepsis-3). JAMA 315 (8): 801-810, 2016 より〕

は，**呼吸数**と**意識**の評価が含まれている点でしょう．SIRS criteria で最も軽視されていたのが呼吸数です．また，軽度の意識障害を発熱や認知症のためと勝手に判断し，重要視していないことも，みなさん経験があるでしょう．呼吸数，意識障害といったバイタルサインの中で非常に重要，しかし軽視されがちな項目が含まれていることが qSOFA のしびれる点です．ここに注目することで患者の発している危険なサインに気づくことができるわけです．

　敗血症は発熱で疑うのではなく，呼吸数，意識障害で疑い，血圧が低い場合にはさらに重篤な状態であると把握しておきましょう．

Case 08

それでは続けて Case 08 です．88歳の女性が急性発症の意識障害を主訴に来院しました．さあみなさん，どのようにアプローチするでしょうか．引き続きバイタルサインに注目して鑑別を進めていきましょう．

Case 08

口に運んだ食事をこぼす88歳・女性

高血圧，骨粗鬆症で近医内科受診中．来院当日の朝食時，普段と比較し反応が乏しく，口に運んだ食事をこぼすようになり，心配した娘さんとともに救急外来を受診．

▼バイタルサイン
- 意識   2/JCS
- 血圧   126/73 mmHg
- 脈拍   80回/分
- 体温   36.2℃
- 呼吸数 16回/分
- SpO₂   96%
- 瞳孔   3/3, +/+

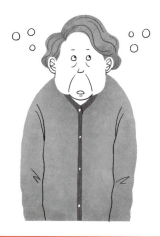

高齢女性の意識障害です．意識障害のアプローチは大丈夫ですね．「10の鉄則」（→ p58）に則り鑑別を進めてください．ABCは問題なさそうですね．バイタルサインもSIRS，qSOFAを満たさず，ショック徴候もみられません．低血糖を起こすような既往もなく，脳卒中にしては血圧が正常で積極的には疑いません（→ p41）．原因は何でしょうか？

5 普段と比較せよ！

　ここまででバイタルサインの通常の変化に気をかけながら，特に意識，呼吸数に着目し，総合的に判断する重要性が理解できたと思います．繰り返しますが，意識状態，呼吸数は軽視されがちなバイタルサインです．忙しい救急外来ではモニターに出ているバイタルサインばかりを意識しがちですが，忙しいからこそ**意識状態と呼吸数に着目**し，重症患者を拾い上げる気持ちをもちましょう．急がば回れです．

　それでは患者ごとに判断するバイタルサインの数値は同様でしょうか？ 例えば収縮期血圧が 90 mmHg の患者はショック状態でしょうか？ 意識がE4V4M6/GCS であれば意識障害でしょうか？ そうではありませんよね．**普段と変わらなければ慌てる必要はありません**．「急ぐべきか否か」は普段との比較が非常に重要であり，軽度であっても普段と比較して意識が悪い場合には「意識障害あり」，見当識障害を認める場合でも普段と同様の状態であれば「意識障害なし」と判断しなければなりません．

　この判断を適切に行うためには，本人への問診だけでなく，家族や施設職員など普段の意識状態やバイタルサインを把握している方へ直接確認する必要があります．この手間を惜しんではいけません．構音障害があるように思えても，普段と変わらなければ精査は不要かもしれません．血圧も普段から90/60 mmHg 程度であれば慌てて輸液投与を行う必要はないでしょう．

　Case 08 は一見するとバイタルサインも安定していることから，普段からこのような状態なのではと思ってしまいがちです．しかし，娘さんに聞くと「**明らかに，普段とは意識がおかしい**」という訴えがありました．この訴えを軽視してはいけないのです．

　この「普段と比較する」という考えは救急外来では非常に重要です．バイタルサインだけでなく，身体所見や検査結果においても同様です．胸部 X

線を撮影し浸潤影を認めても，以前の画像も同様であれば，それは今回の病態と無関係かもしれません．血清ナトリウム値が 129 mEq/L と軽度の低下であっても，直近の採血結果で 140 mEq/L であれば重度の意識障害の原因になりえますが，128 mEq/L であればなりえません．目の前の患者のバイタルサインや身体所見，検査所見が普段と同様なのか否か，急性の変化か否かを意識して診療にあたるようにしましょう．

6 薬剤の影響を忘れずに！

「2章：バイタルサインを正しく解釈しよう！」の最終項目です．高齢者の多い救急外来では，常に薬剤の影響を考えておく必要があります．**ポリファーマシー**（polypharmacy）*¹ は近年非常に関心が高まっている問題です．バイタルサインにも影響を及ぼすことが多く，代表的な薬剤による影響は以下の3つです．

- ❶ β遮断薬やカルシウム拮抗薬などの降圧薬に伴う血圧低下，脈拍低下
- ❷ 睡眠導入薬などによる傾眠，意識障害（薬物中毒含む）
- ❸ NSAIDs，アセトアミノフェンによる解熱，鎮痛

これら以外に，肝機能障害や腎機能障害，電解質異常，外傷，脱水の原因が薬剤であることも多く，内服薬を把握することが極めて重要となります．お薬手帳があれば把握が比較的簡単ですが，緊急で病院受診する際には携帯していないことも多く，内服薬の正確な把握は困難を強いられます．そのため普段の外来時から，**お薬手帳は病院受診時には携帯するように指導**することが大切です．私は外出（旅行を含む）する際には保険証と一緒にお薬手帳を携帯するように話しています．

核心に迫る1フレーズ
「出かける際は保険証とお薬手帳を携帯してください」

かかりつけの患者であればカルテを確認すれば内服薬を把握できますが，初診患者や他院受診中の患者の場合には，お薬手帳や家族からの聴取で把握が困難であれば，面倒くさがらずに情報提供を依頼しましょう．それによっ

---

*¹ **ポリファーマシー**：明確な薬剤数の定義はありませんが，5種類以上で薬剤関連有害事象（adverse drug events：ADEs）が増えると報告されているため，一般的には5種類以上をポリファーマシーと定義しています．

て治療方針が変わる可能性もありますから．

　また，飲んでいる薬は処方されている薬だけとも限りません．患者が内服している薬の 37％ は医師が把握していない薬であったという報告もあります[1]．昔に処方された薬を内服したり，家族や友人から薬をもらって内服したり，サプリメントを飲んでいたり，漢方薬は副作用がないと考えて伝える必要がないと思っていたりなど，内服している薬をすべて把握するのは簡単ではないのです．これらを理解したうえで患者から情報を引き出すことがポイントです．

＊

　それでは，これらを踏まえ **Case 08** をみてみましょう．急性発症の意識障害ですが，意識以外はデイサービスや自宅のバイタルサインと変わりませんでした（デイサービスの記録，訪問看護，ヘルパー記載の記録を確認）．

　このようなときに考えるのが薬剤性です．高齢者の多い救急外来では，**いかなる主訴においても一度は薬剤の影響を考える**必要があります．転倒や尿閉，便秘の原因が薬剤であることもしばしばです．もちろん救急外来という限られた時間の中で判断する必要がある場合には，意識障害というプロブレムから鉄則に則り鑑別を進めていく必要があります．薬剤性と診断するためには，薬剤をやめて（もしくは減量して）症状が改善するかを確認しなければわからないため，その場で診断することは難しいからです．

　この患者は明らかな麻痺は認めませんでしたが，普段と比較し呂律が回っておらず，傾眠傾向でした．低血糖や電解質異常を認めないこと，頭部 CT で異常が認められないことは確認しました．薬剤を確認すると，来院 2 日前に近医で痒みに対して抗ヒスタミン薬の処方があり，来院前日に初めて内服したことが判明しました．抗ヒスタミン薬は認知機能低下，せん妄，口渇，便秘などのリスクがあり高齢者への処方は注意が必要です．その他，不眠に対して普段からベンゾジアゼピン系薬を定期内服していたため，これらによる薬剤性を考慮し，まずは抗ヒスタミン薬は内服せずに経過を診る方針としました．すると翌日には普段と同様の意識状態へ改善し，薬剤性と判断

しました.

Case 08 ☞ 薬の副作用による意識障害

「くすりもりすく」（➡ 次ページ）です．常に薬剤の影響を考えて対応し，さらに処方する場合には，処方するリスクも意識することを忘れてはいけません．

内科救急のオキテ

いかなる主訴においても薬剤による影響を考えよ！

文献
1) Frank C, et al: What drugs are our frail elderly patients taking? Do drugs they take or fail to take put them at increased risk of interactions and inappropriate medication use? Can Fam Physician 47: 1198-1204, 2001.

One more message

くすりもりすく

　薬剤に伴う症状で救急外来を受診する患者は非常に多く，本章で述べてきましたが，**いかなる主訴においても一度は薬剤性を考える**必要があるのです．抗血栓薬（特にワルファリン）による出血，インスリンやスルホニルウレア薬による低血糖，降圧薬や睡眠薬によるふらつき，めまいが代表的です．

　本邦における 75 歳以上の高齢者のうち 86％ は慢性疾患を外来治療中です．64％ は 2 種類以上の慢性疾患を治療しています．2 型糖尿病治療中の方の多くは高血圧や脂質異常症を併存していることが多いですよね．また加齢とともに膝，腰の痛みを認め整形外科を受診する患者も多いですよね．それが故に 50％ 以上が複数の医療機関を受診しているのです[1]．高血圧は近医の内科クリニック，腰痛や膝痛は整形外科クリニック，心筋梗塞や脳卒中後で大学病院に定期受診中など，病気が増えればその分，かかる医療機関も増えてしまうのが現実です．

　高齢者のうち約 50％ はポリファーマシーの状態といわれています．年とともに薬も増え，80 歳を超えると薬を飲んでいない人は珍しいくらいです[2]．薬が増えるとどのようなことが起こるでしょうか？ どのような薬であっても，薬が 4 種類を超えると転倒のリスクがあるといわれています[3]．特に転倒と関与する薬剤は，降圧薬や睡眠薬，抗うつ薬などが代表的です（表 13）[4]．複数の医療機関を受診していることが多いため，どのような薬がどこからどれだけ処方されているかは必ず確認する必要があります．同系統の薬が複数の医療機関から出ていることも珍しくありません．また痛みの訴えに鎮痛薬を処方することは救急外来では多いですが，すでに NSAIDs やアセトアミノフェンの内服薬を飲んでいることもあります．必ず確認しましょう．

表13 くすりと転倒リスク

薬剤	オッズ比	95%信頼区間
降圧薬	1.24	1.01～1.50
利尿薬	1.07	1.01～1.14
β遮断薬	1.01	0.86～1.17
鎮静薬,睡眠薬	1.47	1.35～1.62
神経遮断薬,抗精神病薬	1.59	1.37～1.83
抗うつ薬	1.68	1.47～1.91
ベンゾジアゼピン系薬	1.57	1.43～1.72
医療用麻薬	0.96	0.78～1.18
NSAIDs	1.21	1.01～1.44

〔Woolcott JC, et al: Meta-analysis of the impact of 9 medication classes on falls in elderly persons. Arch Intern Med 169(21): 1952-1960, 2009〕

表14 治療可能な認知症を見逃すな

- 電解質異常(高・低ナトリウム血症,高カルシウム血症,高アンモニア血症)
- ビタミンB群欠乏(ビタミンB_1・B_{12}欠乏)
- 甲状腺機能低下症
- うつ病
- **薬剤性**
- 頭蓋内の器質異常(正常圧水頭症,慢性硬膜下血腫,脳梗塞,てんかん)

　認知症の患者も多く,救急搬送症例の約30%は認知症を有すると推測されています.しかし,その中に薬剤による認知症様症状を示している患者も含まれていることに注意が必要です.「認知症かな?」と思ったらまずやるべきは,"治療可能な認知症(treatable dementia)"を見逃さないことです(表14).アルツハイマー型認知症や脳血管性認知症に特効薬はありません.しかし,治療可能な認知症にはやるべきことがあり,症状の改善が見込

まれます．家族からの訴えがあろうと，前医から認知症に対する薬剤が処方されていようと，一度は「本当に認知症か？」と考えるようにしましょう．その認知症，薬によるものかもしれません．ビタミン不足かもしれません．ただただ耳が遠いだけかもしれません．

文献
1) 第95回社会保障審議会医療保険部会：参考資料1「高齢者医療の現状等について」．http://www.mhlw.go.jp/stf/shingi2/0000125587.html（2017年7月最終閲覧）
2) Hovstadius B, et al: Dispensed of drugs and multiple medications in the Swedish population: an individual-based resister study. BMC Clin Pharmacol 9: 11, 2009.
3) Tinetti ME, et al: The patient who falls: "It's always a trade-off". JAMA 303(3): 258-266, 2010.
4) Woolcott JC, et al: Meta-analysis of the impact of 9 medication classes on falls in elderly persons. Arch Intern Med 169(21): 1952-1960, 2009.

3章

検査の選択は適切に！
「検査の3種の神器＋1」を極めよう

「1章：よく出合う疾患は非典型的症状も理解しよう！」「2章：バイタルサインを正しく解釈しよう！」に続いて，3章は「検査」についてです．繰り返し述べているように，救急外来では検査が優先になりがちですが，そのような状況は限定的であり，いつでも重要なのは**病歴，身体所見，バイタルサイン**であることを常に意識して行動するようにしましょう．

「頭痛 → 頭部 CT」「めまい → 頭部 CT」「腹痛 → 腹部 CT」となりがちですが，検査が速やかに行える施設であればそれもよいかもしれません（本当はよくありませんが……）．しかし，そもそも CT が撮影できない，できる場合でも臨床検査技師を呼び出さなければならないなど，迅速に検査を行うことができない施設は少なくありません．また CT を撮影しても読影ができなければ撮影する意味があるでしょうか．

3章では，救急外来でまず行うべき検査，「検査の3種の神器＋1」について学びましょう．

72歳の男性が倦怠感，嘔吐を主訴に来院しました．みなさんだったら，まずこの患者に対して何を聞きたいですか？ また，バイタルサインで何か気づくことはあるでしょうか？

Case 09

倦怠感と嘔吐で受診した72歳・男性

当院初診の方．来院当日の起床時から倦怠感を自覚した．家で休んでいたが，食事をとることもできず，水分をとっても嘔吐してしまい，心配した家族とともに救急外来を受診．

▼バイタルサイン
- 意識　　1/JCS
- 血圧　　100/56 mmHg
- 脈拍　　52回/分
- 体温　　36.8℃
- 呼吸数　18回/分
- SpO$_2$　97%
- 瞳孔　　3/3，+/+

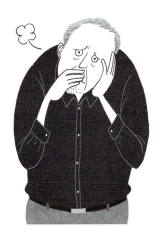

胸痛や意識障害など，救急外来でよく出合う症候に対しては，除外すべき疾患，一定のアプローチ法を頭に入れておけば，やるべきことに悩むことはありません．しかし，Case 09 のように倦怠感という漠然とした主訴では，鑑別は多岐にわたり，何から手をつけたらよいか困ってしまう人も多いでしょう．救急外来では，急を要する状態か否かを瞬時に判断することがポイントです．同様の主訴で来院しても，患者ごとに考える疾患は変わります．

例えば胸痛を主訴に来院した患者が「15歳・やせ型・長身」であれば，第1に気胸を疑います．胸痛だからといっていきなり心筋梗塞は疑いませんよね．それに対して高齢者では痛みの程度が軽かったとしても，積極的に心筋梗塞を疑い，心電図検査をすぐに行います．つまり，患者背景によって鑑別診断は大きく異なるわけです．

それでは，本症例ではどのような背景がある場合に注意するべきでしょうか？　それはずばり，**腎機能障害の有無**です．慢性腎臓病で普段からクレアチニンが上昇している患者が倦怠感，嘔吐を認める場合に鑑別診断の上位に挙げるべき病態があります．それが**高カリウム血症**です．尿毒症も考えますが，緊急性が高い点から積極的に高カリウム血症を疑ったアプローチが重要であると考えます．

●───緊急度が上がるたった1つの問診

そのような目でみると，この患者さんのバイタルサインで気がつくことはないでしょうか．72歳の男性が，血圧100/56 mmHg，脈拍52回/分です．血圧がやや低めで脈も遅いですよね．これが「ショック＋徐脈」（→p45）です．既往や内服薬がわからないことも多い救急外来では，主訴や病歴，バイタルサインから重篤な病態か否かを瞬時に見極めることが重要であり，本症例では，患者に「**腎臓が悪いと言われたことはありませんか？**」という，このたった1つの問診をすることで緊急度が上がります．私は，倦怠感，脱力，食思不振など，**不定愁訴ともとれる訴えの患者には，問診の早期に腎機能を意識して確認しています．**

核心に迫る1フレーズ
「腎臓が悪いと言われたことはありませんか？」

Case 09 ☞ 高カリウム血症

高カリウム血症を疑ったら行う検査

　それでは，高カリウム血症を疑ったら行うべきことは何でしょうか？　それはずばり，**心電図**です．実際のカリウム値を把握するために血液ガスや採血も提出しますが，治療の適応や緊急性に最も関与するのは心電図変化です．テント上T波，P波の消失，サインカーブなど，**高カリウム血症を示唆する所見が心電図変化として現れている場合には緊急性が高く，早期に治療介入**する必要があります．疑わしい病歴＋心電図変化で治療介入せざるを得ない状況は少なくありません．

　高カリウム血症を確信づけてくれる検査は，何といっても**血液ガス**でしょう．**迅速に結果が出て，かつカリウム値が具体的に出る**わけですから．血液ガスは以降でも繰り返し述べますが，救急外来では必須の検査です．結果を正しく解釈できるようにならなければなりません．

　心電図，血液ガス以外に高カリウム血症の診断，診療に必要な検査はあるでしょうか．高カリウム血症をみたら原因検索を行う必要があります．まず初めの入り口は，腎前性・腎性・腎後性の鑑別です．腎前性の場合には外液投与，腎後性の場合には閉塞起点の解除など，最初にとるべき行動が異なるため，これらの鑑別は迅速に行う必要があります．これらの鑑別に有用なのが**エコー**です．エコーを腎臓，膀胱に当て，**水腎症，尿貯留を認めれば腎後性**の可能性が高いでしょう．それに対して**膀胱内に尿貯留を認めず，下大静脈が虚脱していれば腎前性**の可能性が高くなります．**腎臓が菲薄化していれば慢性腎臓病による腎性**の影響も示唆されます．

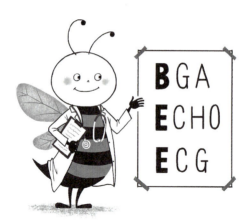

　血液ガス，エコー，心電図が高カリウム血症の診療に有用であることが理解できましたか．私はこれら3つの検査を，救急外来における**検査の3種の神器**[1]と呼んでいます．いま何をするべきかを教えてくれる3つの検査を駆使して救急外来で適切な対応を行うことができるようになりましょう．高カリウム血症以外にも有用な場面は多く，次項以降でも紹介します．

検査の3種の神器"BEE"

- **B**GA：血液ガス
- **E**CHO：エコー
- **E**CG：心電図

内科救急のオキテ

検査の3種の神器"BEE"を行い，
「いま何をするべきか」を瞬時に判断できるようになろう！

文献
1）坂本 壮：救急外来ただいま診断中！p38，中外医学社，2015．

Case 09 では「検査の3種の神器」が救急外来では非常に有用であることを学びました．ベッドサイドで素早く施行可能な3つの検査を駆使して，忙しい救急外来当直を手際よく対応しましょう．

Case 10, 11 はともに腹痛の患者です．頭痛や胸痛と比較して，救急外来では腹痛患者が多く来院しますよね．また，頭痛や胸痛は重篤な疾患が片手で数えられるのに対して腹痛の原因は多岐にわたり，急を要する疾患も多数存在します．疼痛の中で腹痛を最も苦手としている人も多いのではないでしょうか．私もかつてはそうでした．どうすればよいかわからず，CTを撮影したものの読影が難しく，造影したほうがよいと思っても腎機能などを考慮し躊躇してしまったり……．腹部CTは腹痛診療において非常に有用ですが，まず行うべき検査ではありません．本症例を通じて考えていきましょう．

Case 10

側腹部痛で目が覚めた58歳・男性

高血圧治療中の方．来院当日の午前4時半ごろ，右側腹部痛を自覚し目が覚めた．自宅で経過をみるも，身の置き所のない痛みが治まらず救急外来を受診．

▼バイタルサイン
- **意識** 清明
- **血圧** 160/88 mmHg
- **脈拍** 112回/分
- **体温** 36.6℃
- **呼吸数** 20回/分
- **SpO₂** 99%
- **瞳孔** 3/3，+/+

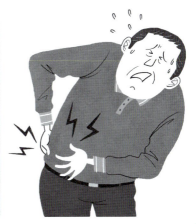

58歳の腹痛の患者です．診察室に呼び入れると「痛い，痛い，何とかしてくれ」と身体をよじりながら訴えかけています．何を考え，どのように対応しますか？

おそらく多くの人がこの患者の原因として「〇〇じゃないかな?!」と思う疾患が頭に浮かんでいると思います．そうです，尿管結石です．

Case 10 ☞ 尿管結石

尿管結石は，救急外来では common 中の common ですよね．誰もが診ると思います．しかし，診断は正しく行えているでしょうか．何となく尿検査をして，潜血陽性を理由に尿管結石と診断していないでしょうか．それではいけません．

尿管結石の典型例

尿管結石の典型例は，成人男性が急性の背部，側腹部から鼠径部の痛みを訴え，身の置き所がないような状態で来院します．ストレッチャーの上でゴロゴロしてみたり，起き上がったりしてなんとか痛みが軽快する姿勢を探そうとするけれどもなかなか見つからない，こんな感じです．これは消化管穿孔ではありえません[*1]．また，尿管結石らしい随伴症状としては，STONE スコア(表1)[1]にもあるように，**嘔気・嘔吐**が挙げられます．これを知らないと，「嘔吐しているから尿管結石は否定的」と考えてしまいがちです．頭に入れておきましょう．STONE スコアには尿潜血が陽性であると尿管結石らしいとされていますが，それでは疑ったときにまずやる検査は尿検査なのでしょうか？

救急外来を受診する患者は原則，いま困っている訳です．そしてその多くが初発の患者で，尿管結石以外にも鑑別を挙げる必要があることがほとんど

---

*1 消化管穿孔では激痛のあまり動けない患者がほとんどです．

表1 STONE スコア　目の前の患者は尿管結石か

	0点	1点	2点	3点
Sex（性別）	女性	―	男性	―
Timing（発症からの時間）	24時間以上	6〜24時間	―	6時間未満
Origin（人種）	黒人	―	―	その他
Nausea（嘔気・嘔吐）	なし	嘔気のみ	嘔吐あり	―
Erythrocyte（尿潜血）	なし	―	―	あり

0〜5点：低リスク，6〜9点：中リスク，10〜13点：高リスク．
（Moore CL, et al: Derivation and validation of a clinical prediction rule for uncomplicated ureteral stone--the STONE score: retrospective and prospective observational cohort studies. BMJ 348: g2191, 2014 より）

表2 尿管結石と鑑別を要する疾患

- 腹部大動脈瘤破裂
- 総胆管結石，胆石
- 異所性妊娠
- 腎梗塞
- 虫垂炎
- 消化管穿孔
- 卵巣茎捻転
- 精巣捻転

（坂本 壮：救急外来ただいま診断中！ p137，中外医学社，2015 を改変）

でしょう．尿潜血の陽性・陰性の有無だけでは，「尿管結石らしさ」を高めることはできても，鑑別疾患の可能性を否定するまでの威力はありません．尿管周囲の炎症があれば潜血陽性になりえます．

尿管結石を疑ったら行う検査

　尿管結石の診断に対して推奨度が高い検査は腹部 CT です．尿管結石の有無だけでなく，位置や大きさまで把握できます．また，尿管結石を疑った際に鑑別すべき疾患（表2）の精査も可能です．しかし，尿管結石を疑った患者に対して全例 CT を撮影するべきでしょうか．私はそうは思いません．少な

くともまず行うべき検査ではありません．右下腹部から側腹部の痛みで，虫垂炎も疑われるなど，尿管結石の診断目的ではなく鑑別疾患の診断目的に撮影するのであればOKですが，「尿管結石疑い→腹部CT」という考えはよろしくありません．それをやっていると，腹痛患者は全例CTということになってしまいます．極端なことを言えば，CTが撮影できない施設では尿管結石を診断できないことになってしまいます．

まず腹部エコー！

私は研修医には，**尿管結石を疑ったらまず腹部エコーを行う**ように指導しています[2]．エコーを苦手としている研修医も多いですが，普段から当てていないから上達しないのです．エコーが使用できる環境では，聴診器を当てるのと同じような感覚でエコーを行い，鑑別を進めていくのがよいと思います．多くの正常のエコー像を見ていると，明らかにおかしいときに，「いつもと違う．これはまずい状態?!」と気づくことができるようになります．

腹部エコーでわかること

腹部エコーで何を見るのでしょうか？　詰まっている石を直接見るのではありません．尿管結石が詰まりやすい部位は，①腎盂尿管移行部，②総腸骨動・静脈と尿管の交差部，③膀胱尿管移行部，の3点です．これらの部位に石が詰まり，腎盂が腫れ上がっている状態，つまり**水腎症**を探しにいく

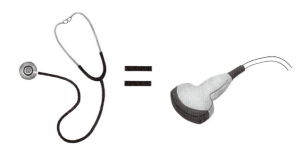

わけです．尿管結石らしい痛みがあり同部位に水腎症を認めれば，その痛みの原因は尿管結石である可能性が非常に高くなります．

また，尿管結石との鑑別を要する疾患の中で，緊急性が高く重篤になり得る疾患の代表に腹部大動脈瘤が挙げられます．破裂してしまうとエコーの感度は下がりますが，腹部大動脈瘤に対する感度は非常に高く，重度の肥満患者でエコーがどうしても届かない人以外は同定できます．また，虚血性腸炎，腸閉塞，胆嚢炎，胆管炎は概ねエコーで判断可能です．虫垂炎をエコーで診断するのは相当の訓練が必要になりますが，糞石を伴う場合にはエコーで疑うことが可能です．エコーを行えば，尿管結石らしい所見だけでなく，**尿管結石と鑑別すべき疾患までもがベッドサイドで判断可能**です．

時に腹痛患者に対してとりあえず腹部 CT を撮影し，採血で腎機能を確認後に再度造影 CT をオーダーしている状況を目にします．これは被曝量を単純に倍にしているだけで，避けるべきです．エコーで疑わしい疾患を想定し，虫垂炎や腎梗塞など造影 CT が望ましいと考えられる疾患を想定しているのであれば，初めから造影 CT をオーダーするべきです．

＊

救急外来で尿管結石を疑ったら，尿検査を出して安心したり，いきなり腹部 CT をオーダーしたりしてはダメですよ．まずは腹部エコーです．エコーがなければ CT もやむなしですが，CT が迅速に撮影できる状況でエコーがない施設は少ないですよね．水腎症を認め，その他の特記所見を認めなければ，速やかに痛みを取り除きましょう．私は尿管結石の経験はないのでわかりませんが，とにかく痛いようです．出産経験のある女性が「かなり痛くて辛かった」と語っていましたから，痛みに弱い成人男性はさらに辛いことでしょう．

鎮痛薬は，以前は NSAIDs を第 1 選択として効果が乏しければモルヒネを使用することも推奨されていましたが，アセトアミノフェンの点滴薬の鎮痛効果の有効性が示されており[3]，実際の使用勝手を考えると，① **NSAIDs 坐剤**，② **アセトアミノフェン点滴薬**が効果的です．もちろん，投与前には

腎機能障害や肝機能障害の指摘を受けたことがないかは確認するようにしましょう．

 内科救急のオキテ

腹痛患者にはまずはエコーを行おう！

文献

1) Moore CL, et al: Derivation and validation of a clinical prediction rule for uncomplicated ureteral stone--the STONE score: retrospective and prospective observational cohort studies. BMJ 348: g2191, 2014.
2) 坂本 壮：救急外来ただいま診断中！ 中外医学社，2015．
3) Pathan SA, et al: Delivering safe and effective analgesia for management of renal colic in the emergency department: a double-blind, multigroup, randomised controlled trial. Lancet 387 (10032): 1999-2007, 2016.

Case 10 は腹痛患者にまず行うべき検査はエコーである，という当たり前のようでいて当たり前にできていないことを強調しました．ベッドサイドで施行でき，患者に不利益はないエコーを行わない理由はないのです．

Case 11 も腹痛患者ですが，Case 10 とは似て非なる症例です．さあみなさんなら，どのようにアプローチするでしょうか？

Case 11

発熱，下腹部痛が出現した64歳・女性

高血圧，2型糖尿病で近医受診中の方．来院前日から発熱を認めた．近医受診し抗菌薬，解熱鎮痛薬の処方を受け帰宅となった．しかし解熱せず，下腹部痛も出現し救急要請．

▼バイタルサイン
- 意識　　10/JCS
- 血圧　　120/56 mmHg
- 脈拍　　112回/分
- 体温　　38.2℃
- 呼吸数　20回/分
- SpO_2　95％
- 瞳孔　　3/3，+/+

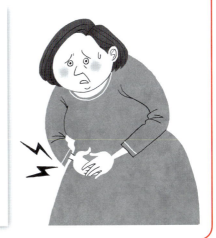

64歳の女性の発熱，下腹部痛です．この患者の病歴，バイタルサインをみて，救急外来で最も考えるべき病態，疾患は何でしょうか？　何を考え，どのように行動しますか？

急性の発熱，下腹部痛を認め，さらにバイタルサインでは意識障害，頻脈，頻呼吸を認めます．バイタルサインは意識，呼吸に重きを置き，総合的に判断するのでしたね(➡「2章：バイタルサインを正しく解釈しよう！」)．そして頻呼吸をみたら過換気を考えるのではなく，まずは代謝性アシドーシスの状態を考えるのでした(➡ p65)．これらがわかっていれば，この患者は敗血症が疑われる状態であると判断できると思います．qSOFA(➡ p75：表12)は意識障害以外満たしませんが，経過や SIRS criteria を満たすことから感染の関与は考えますよね．

敗血症のフォーカス

敗血症？と思ったらフォーカス検索が必須です．フォーカスを探すときには top to bottom アプローチが推奨されますが，「common is common」の原則から**疫学的に多い所**，そして**患者の訴えと合致する所**から探していくことが原則です．敗血症のフォーカスとして多いのは，**肺，尿路，腹腔内（胆管炎，憩室炎など）**です．その中で下腹部痛の主訴となりうる頻度の高い原因は，**急性腎盂腎炎，胆管炎・胆嚢炎，憩室炎**などでしょう．さらに，「緊急性が高い」という視点から考えると何が考えられるでしょうか？

敗血症のフォーカスがわからない場合は少なくありません．本症例のように抗菌薬の前投与がある場合にはさらに難しくなります．そのような場合には培養提出のうえ，考えられる菌を想定して抗菌薬を選択するわけですが，広域スペクトラムの抗菌薬を投与するだけでは安心はできません．感染源コントロールが大原則であるため，閉塞起点がある場合や膿瘍を形成している場合にはドレナージが必要になり，処置が遅れると一気にショックへ陥ります〔感染源コントロールは"5D"(表3)を常に考えましょう〕．ドレナージが

> 表3 感染源コントロールの5D

- **D**rug（抗菌薬）
- **D**rainage（ドレナージ）
- **D**ebridement（デブリドマン）
- **D**evice removal（カテーテルなどの異物の関与）
- **D**efinitive control（胆嚢摘出などの外科的な根本的処置）

必要な病態の代表が**急性閉塞性腎盂腎炎，胆管炎**であり，本症例のように腹痛を訴え来院することが多いのです．

以上のことが頭に入っていると，本症例では敗血症を疑い，フォーカスとして急性閉塞性腎盂腎炎や胆管炎ではないかと考え，アプローチしたくなるわけです．そこで威力を発揮するのが，**血液ガス**と**腹部エコー**です．血液ガスで重症度を，腹部エコーでフォーカス検索を行います．この患者は，乳酸アシドーシス，右水腎症を認め，その他の特記所見を認めなかったことから，急性閉塞性腎盂腎炎が考えられました．

Case 11 ☞ 急性閉塞性腎盂腎炎による敗血症

どのようなタイミングで尿管ステントや腎瘻造設を行うかは明確には決められていませんが，早期に行うに越したことはありません．専門的な処置となり泌尿器科の協力が不可欠となるため，**診断後速やかに連絡する**ことが必要です．施設によっては泌尿器科医が不在の場合もあるでしょう．そのような場合には初療を行い，転院を考えなければなりません．翌日まで待って……，などと考えていると，あっという間に敗血症性ショックへ陥ります．血液ガス，エコーを用いて早期に疑い，治療介入することが必要なのです．

●———腎盂腎炎・胆管炎を疑う悪寒戦慄

腎盂腎炎や胆管炎の典型例では，それぞれ腎叩打痛やMurphy徴候陽性となりますが，高齢者ではそうはいきません．**痛みがなく発熱のみで来院することも少なくない**のです．そのような場合にこれら2つの疾患を疑う助

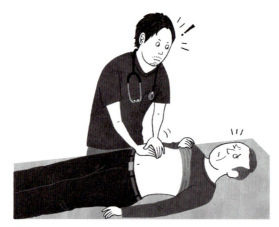

図1 腹部の触診では患者の表情を見る

けとなるのが**悪寒戦慄(shaking chills)の有無**です．布団をかぶってもブルブル震えてしまうような**悪寒戦慄は菌血症のリスクが高い**ことがわかっています．腎盂腎炎や胆管炎は菌血症合併例が多いため，病歴から悪寒戦慄があることが判明したら，痛みがなくても積極的にこれら2つの疾患を疑い，所見を集めることが必要です．腹部を何となく触診するのではなく，表情を見ながらわずかに曇る表情をキャッチしましょう(図1)．

検査の3種の神器＋1

最後に「検査の3種の神器＋1」についてまとめておきます．

◉──血液ガス

血液ガスは酸素化や換気を把握したいときにとるものだと思っていませんか？ 血液ガスから得られる情報は施設ごとに多少の差はあるものの**表4**のように非常に多く，また数分のうちに結果が把握できるため，救急外来では非常に有用な検査といえます．特に，①**代謝性アシドーシスの有無**，②**乳**

表4 血液ガスでわかること　酸素化・換気だけじゃない

• pH	• Na（ナトリウム）
• PCO_2	• K（カリウム）
• PO_2	• Cl（クロール）
• SO_2	• Mg（マグネシウム）
• HCO_3^-	• Hb（ヘモグロビン）
• BE（塩基過剰）	• CO-Hb（カルボキシヘモグロビン）
• Lac（乳酸）	• Bil（ビリルビン）
• Glu（グルコース）	など

酸値，③**カリウム値**，④**血糖値**が迅速にわかることがポイントです．

「血液ガスは動脈血で採取するもの」と思っていませんか．確かに正確なPaO_2，$PaCO_2$，SaO_2を把握するためには動脈血で採取する必要がありますが，静脈血でも十分把握できる情報が多く含まれています．静脈血液ガスを読む際の2つのポイントを覚えてください[1,2]．

❶ pH，HCO_3^- は静脈血で代用可能
❷ 乳酸値，PCO_2 は静脈血で基準範囲内であれば動脈血でも基準範囲内

これを覚えておくと，例えば敗血症疑いの患者に対して静脈血ガスを測定し，乳酸値の上昇や代謝性アシドーシスを認めなければ，それほど焦る必要はないことがわかります．逆に乳酸アシドーシスを認める場合には，バイタルサインと合わせて評価をしますが，敗血症，さらには敗血症性ショックの可能性を考え，初期対応の段階から「まずい状態」と察知し，ギアを上げ対応する必要があることに気づかされるわけです．

◉──エコー

エコーは Case 09, 10 でも述べたとおり，腹痛患者で非常に役立ちます．また，心臓の動きや血管を確認できるのもエコーの強みです．これら以外にも，肺，骨折などの整形外科領域など，救急外来では今後さらに多用されて

いくことが予想されます．研修医のうちにエコーを当てる癖をつけ，腹部・心臓は最低限当てられるようになることを目標としましょう．

エコーを当てるときの注意点をいくつか述べます．救急外来では確定診断よりも，「いま何をやるべきか」を瞬時に判断することが求められます．ショック患者に対して細胞外液を投与するのか，カテコラミンを使用するのか，それとも閉塞性ショックに対して閉塞を解除するために，心嚢穿刺，胸腔ドレーンを入れるのかなどが代表的です．

何を伝えたいのかというと，「どうせエコーを行ってもわからないから行わない」ではなく，診るべきポイントを絞り最低限，次のアクションが起こせるようになればよいということです．例えばショックの患者が救急搬送された際に，心エコーを当てて，概ね心収縮力は問題なく，心嚢液の貯留も認められないことがわかるだけで，その患者に細胞外液を投与することに躊躇がなくなります．逆に明らかに心収縮力が低下していて，駆出率(ejection fraction：EF)が20％程度と確認できれば，輸液を入れるにしても注意が必要なこと，カテコラミンが必要になる可能性を予期できるわけです．

エコーが苦手な研修医の手技を見ていると，経験不足以外に共通する問題点があります．それは，エコーを行うときの患者の姿勢や，患者の協力を利用していないことです．ストレッチャーの上に仰向けで寝ている患者に対して，柵も下ろさず手をあらぬ方向にひねりながら当てているようでは，見えるものも見えません(図2)．また肺が重なれば当然，肝臓や胆嚢はうまく描出できません．**お腹を膨らませるように息を大きく吸い込んでもらう必要が**あります．また，**脾臓や左腎臓が見えにくいときには，右側臥位**の姿勢をとってもらい観察します．**心エコーも左側臥位**が見えやすいでしょう．意思疎通が困難，体動困難など患者の協力が得られない場合には仕方がありませんが，**できる限り協力を促し，所見を根こそぎとる**姿勢が大切なのです．

患者の協力を得ながら，所見は根こそぎとる！

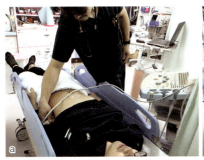 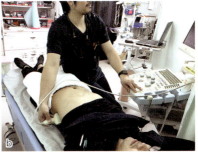

図2 エコーのとり方
a：悪い例．b：よい例．

研修医からの質問④

Q 心臓の動きが問題なければ心不全ではないですよね？

A ハフペフ（HFpEF）という言葉を聞いたことがあるでしょうか？ "heart failure with preserved ejection fraction" の略で，駆出力が保たれた心不全という意味です．心収縮力が低下した心不全はハフペフに対してハフレフ（heart failure with reduced ejection fraction：HFrEF）と呼ばれ，ハフレフとハフペフは同程度存在します．心エコーで心収縮力が良好でも，拡張能の評価を行わなければ心不全は否定できないのです．

心電図

　心電図は，胸痛患者など急性冠症候群を疑った際に即座に行いますが，それだけではありません．電解質異常（特に高・低カリウム血症），薬剤に伴うQT延長症候群など，心電図変化が診断や治療の鍵となることがあります．

　心電図や胸部X線は入院時や手術前のルーチン検査に含まれていることが多いと思いますが，行った検査は必ず確認しましょう．不整脈や胸部異常陰影が認められたら，それらはプロブレムリストに挙げておく必要があります．

● グラム染色

　Case 11 の患者に対して，みなさんはどの抗菌薬を選択しますか？ 尿管ステントや腎瘻造設などの外科的介入はもちろん必要ですが，抗菌薬も適切に選択しなければなりません．「重症だから○○ペネム」ですか？ 自分なら何を選択するか，そのためにはどのような情報が必要かを考えながら読み進めてください（Case 11 の患者は高血圧，コントロール良好の2型糖尿病以外，特記既往なく，いままでに尿路感染症を起こしたことはないと仮定します）．

　グラム染色は感染症診療において最も有用な検査です．肺炎の診断には胸部X線よりも喀痰のグラム染色，尿路感染症の診断には尿の定性検査よりも尿のグラム染色など，とにかく非常に重要な検査であるため，「検査の3種の神器＋1」の「＋1」として頭に入れておきましょう．

　グラム染色がなぜ有用か，それは**具体的な菌を想定できる**ところに最大の理由があります．例えば急性腎盂腎炎に対して抗菌薬を選択するときにみなさんはどの抗菌薬を選択するでしょうか？

　急性腎盂腎炎の起因菌は，大腸菌（*Escherichia coli*），クレブシエラ属（*Klebsiella* spp.），プロテウス属（*Proteus* spp.）などの陰性桿菌が代表的ですが，腸球菌（*Enterococcus*），緑膿菌（*Pseudomonas aeruginosa*）が原因となることもあります．腸球菌は陽性球菌です．グラム染色を行い陰性桿菌のみを認める場合には相手にする必要はありません．腸球菌にはセファロスポリン系抗菌薬は無効という特徴があります．グラム染色を行うことで不用意な広域抗菌薬を選択する必要はなくなるのです．また，緑膿菌はグラム染色上，大腸菌よりも細いという特徴があります．陰性桿菌を太さで比較すると，クレブシエラ属＞大腸菌＞緑膿菌といった感じです（図3）．何度も見ていると，少なくともこの陰性桿菌は緑膿菌らしくはないことがわかってきます．

　このように，グラム染色を行うことで起因菌を推定することが可能なので

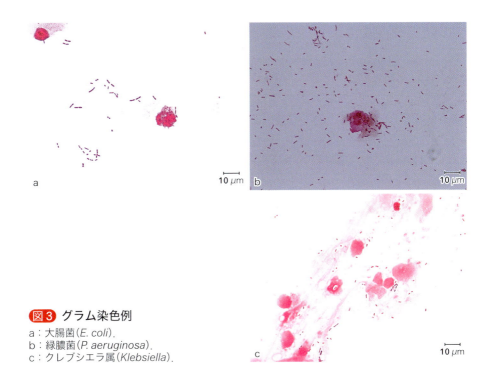

図3 グラム染色例
a：大腸菌（E. coli）．
b：緑膿菌（P. aeruginosa）．
c：クレブシエラ属（Klebsiella）．

す（尿路感染症のグラム染色所見による抗菌薬の選択は文献[3]を参考にしてください）．グラム染色を行うことができない環境では仕方がありませんが，施行可能ならやらない理由がないのです．尿検査では起因菌は同定できません．CTを撮影してももちろんわかりません．一方でグラム染色は10分程度で完了するため，尿検査を提出し結果が出るまでに判断可能です．

　グラム染色を拒む最大の理由は，グラム染色を行う必要性は理解しているけれども，行ったところで自分では検鏡所見を読むことができないところにあるのではないでしょうか．この解決策は，経験値を増やし勉強することしかないのですが，短い時間で目標を達成するために1つアドバイスをしましょう．それは，**細菌検査室の臨床検査技師と仲良くなる**ことです．臨床検査技師の目から見れば，顕微鏡で覗いている菌が「○○らしい」ことは一目

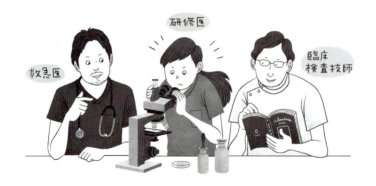

でわかります．また，グラム染色を見はじめた当初は，顕微鏡に映る円状の物体が菌なのかゴミなのかよくわからないものです．検鏡に値する検体なのか否かの判断も難しいことがあります．そんなときに臨床検査技師に相談すると，スパッと答えが返ってきます．これを繰り返すと検鏡する際のポイントがだんだんとわかってきます．すぐに細菌検査室へ行き，実践してみてください．

Case 11 ではグラム染色を行ったところグラム陰性桿菌が認められ，緑膿菌様に見える所見でした．そのため抗菌薬はセフタジジム（CAZ）を選択しました．施設によってはESBL（extended spectrum β-lactamase）産生菌まで考慮しカルバペネム系抗菌薬を選択するかもしれません．しかし，少なくともグラム陽性球菌のカバーは不要であるためピペラシリン・タゾバクタム（PIPC/TAZ），レボフロキサシン（LVFX）などのニューキノロン系抗菌薬を選択する必要はありません．重症だから，糖尿病治療中だから，施設入所中だから……と，広域抗菌薬を選択する理由を探すことも重要ですが，より適切な抗菌薬を選択するために，不要な抗菌薬を削ぎ落とすことも忘れてはいけません．それがグラム染色で実施可能なのですから，行うべきですよね！

内科救急のオキテ

グラム染色を行い，適切な抗菌薬を選択しよう！

文献
1) Bloom BM, et al: The role of venous blood gas in the emergency department: a systematic review and meta-analysis. Eur J Emerg Med 21(2): 81-88, 2014.
2) Byrne AL, et al: Peripheral venous and arterial blood gas analysis in adults are they comparable? A systematic review and meta-analysis. Respirology 19(2): 168-175, 2014.
3) 坂本 壮：救急外来ただいま診断中！ pp356-363, 中外医学社, 2016.

研修医からの質問⑤

Q 自信をもって読影するにはどうしたらよいですか？

A 典型的な画像を頭に入れること，読影手順を習得すること，見落としがちなポイントを知ることなどが重要ですが，最も重要なのは悩んだら相談することです．読影に限りませんが，自身の判断や診療に自信がない場合には，たとえ後輩であっても相談し意見を求めることが重要です．相談できる相手がいない場合には仕方ありませんが，「バカにされたくない」「恥ずかしい」などを理由にコンサルトを避けるのだけはやめましょう．

One more message

検査結果は予想して判断せよ！

　救急外来では，採血や画像検査など，迅速に結果が判明し，その結果がその後の治療方針にかかわることが多いですが，結果の解釈にはいくつかの注意点があります．血糖800 mg/dLや，頭部CTでもくも膜下出血など，明らかな異常の場合には症状よりも検査結果を優先し，病状を解釈することもありますが，原則は病歴，バイタルサイン，身体所見から病態を推定し，検査で裏づけをとる姿勢が大切です．以下の症例で考えてみましょう．

> 75歳・男性，自宅で倒れているところを家族が発見し，救急要請となりました．身体所見上，運動性失語，右上下肢の麻痺を認め，精査の結果，左中大脳動脈領域の心原性脳塞栓症でした．患者の採血結果では，CKが10,000 IU/Lと上昇していました．

　さて，この場合どうしますか？　原因は十中八九，長時間倒れていたことによる横紋筋融解症でしょう．念のためとCK-MBを提出する必要などありませんよね．身体所見をよくとれば，麻痺側に圧挫傷があることはわかるはずです．

　これは極端な例かもしれませんが，実際の臨床ではこのように病態ではなく検査結果から病名を推定し，不要な検査が追加となっていることがあります．腹痛患者に全例アミラーゼ検査をオーダーしたり，エコーも当てずに腹部単純CTをオーダーしたりするのも同じようなものです．優先すべきは病歴，バイタルサイン，身体所見であり，これらで疑わしい所見が認められた場合や，どうしても原因が同定できない場合に検査（非侵襲的なものが優先）の助けを受ける姿勢でいることが重要です．

次のような症例もあります．

> リウマチ治療中の 80 歳の患者が意識消失を主訴に来院しました．検査結果では異常なく，外液の投与のみで症状が改善したため，担当した医師は脱水による症状と判断しました．息子さんと 2 人暮らしで，家で経過をみるのは難しいという家族の訴えもあったため入院となり私が担当したのですが，眼瞼結膜や手掌所見から貧血が考えられました．当初の採血結果は Hb 12 g/dL でしたが，再検してみると 5.6 g/dL でした．

検査のエラーだったのです．身体診察をしっかり行っていれば検査結果に疑問をもったはずです．病歴は確認できないことがあっても，バイタルサインや身体所見をとれない患者はいません．必ず具体的な病態，疾患を疑って検査を行い，結果を解釈するように心がけましょう．

 データよりも患者を診よ！

研修医からの質問⑥

Q 検査を提出する際に注意することはありますか？

A 「検査は答え合わせ」，これが原則です．病歴・バイタルサイン・身体所見から具体的な病態や疾患を想起して検査を提出するようにしましょう．これを怠ると検査の結果の解釈を怠ります．

例えば，78歳の女性が失神を主訴に救急搬送されました．不整脈などの心原性失神を否定するために心電図を行うとST低下を認め，さらに採血ではCKが上昇していたため，急性冠症候群の疑いで入院となりました．しかしその後，意識状態が悪化し，頭部CTを撮影するとくも膜下出血であることが判明しました．

くも膜下出血は90％以上に何らかの心電図異常を認めます[1]．また30％程度はCKも上昇します[2]．初診時に発症時の頭痛の有無など病歴聴取をしっかり行っていれば，その段階でくも膜下出血の診断は可能であったと思います．意識障害を認める場合など，病歴聴取が困難なこともありますが，常に根拠をもって検査を提出するようにしましょう．

文献

1) Chatterjee S: ECG changes in subarachnoid haemorrhage: a synopsis. Neth Heart J 19(1): 31-34, 2011.
2) Adams HP Jr, et al: Pitfalls in the recognition of subarachnoid hemorrhage: JAMA 244(8): 794-796, 1980.

4章

重症度を正しく評価しよう!
診るべきポイントを誤らない

第4章 重症度を正しく評価しよう！

　Case 09〜11 を通して救急外来における「検査の3種の神器＋1（グラム染色）」の重要性を理解していただけたでしょう．施設によってはすぐにCTやMRIが施行でき，専門医に診てもらうことが可能かもしれません．しかし多くの病院では，施行可能な検査が限られ，内科や専門外の医師，研修医が救急外来で奮闘しているのが現状です．そのような状況でも，**血液ガス，エコー，心電図**は行えるはずです．ベッドサイドで行うことができ，かつ非侵襲的な検査を優先するのは当たり前ですよね．また**グラム染色**は，できる施設であればやらない理由はありません．しかし多くの研修病院で，行うことはできるけれどもやっていないのが現状でしょう．いままで例がない施設もあると思いますが，すぐにでも細菌検査室に行き，グラム染色のやり方を教えてもらい，典型的な検鏡像を見せてもらいましょう．臨床検査技師と仲良くなると，いろいろと助けてもらえます．

　4章は「重症度を正しく評価しよう！」です．救急外来ではいままでの症例で取り上げたような心筋梗塞，大動脈解離，高カリウム血症，細菌性髄膜炎のように**緊急性の高い疾患を意識しておくこと**が重要ですが，それに加えて**重症度を正しく評価すること**も大切です．緊急性が高い疾患は重症度も高いことが多いですが，重症度を正しく判断できなければ緊急性の判断やその後の対応を誤ります．代表的な症例を通じて学んでいきましょう．

Case 12

左腓腹部の激痛を訴える42歳・男性

来院当日の起床時から，左腓腹部の痛みを自覚した．痛みが強くなり救急要請．

▼バイタルサイン
- 意識　　2/JCS
- 血圧　　124/68 mmHg
- 脈拍　　132回/分
- 体温　　36.8℃
- 呼吸数　24回/分
- SpO₂　 98%
- 瞳孔　　3/3，+/+

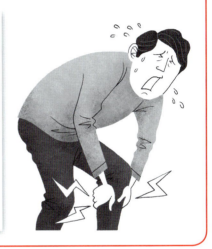

　42歳の男性が左下腿の痛みを主訴に救急搬送されました．足は腓腹部が赤く腫れあがった状態でした．原因は何が考えられるでしょうか？　病名はすぐに思いつくと思います．そうです，壊死性筋膜炎です．表層の筋膜を主座とすることが多いため壊死性筋膜炎と呼ばれますが，実際は皮膚から筋肉までの軟部組織の壊死性感染症全般を指すため，現在は壊死性軟部組織感染症（necrotizing soft-tissue infection：NSTI）と呼ばれています．

第4章 重症度を正しく評価しよう！

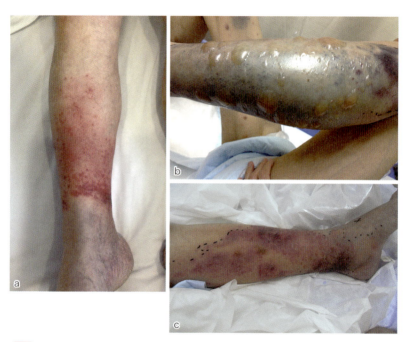

図1 どれが壊死性軟部組織感染症？

Case 12 ☞ 壊死性軟部組織感染症

　壊死性軟部組織感染症を知らない人はいないと思いますが，診たことがない人は多いでしょう．見逃すと致死率が非常に高く，早期発見・早期治療が極めて重要な疾患です．診るべきポイントを整理し，重症度を正しく判断しましょう．

壊死性軟部組織感染症を見逃さないポイント

　図1（a〜c）の写真を見てください．この中で壊死性軟部組織感染症はどれでしょうか？ 多くの人がbかcを選択するのではないでしょうか．しかし，この問いに対する正しい答えは，「この段階ではわからない．皮膚所見

表1 壊死性軟部組織感染症を示唆する所見

① 激しい痛みが持続
② 水疱の出現
③ 皮膚〜筋の一塊となった硬さ
④ 紅斑の境界を越えて広がる浮腫
⑤ 皮膚の知覚鈍麻
⑥ 触診や画像で組織内にガスを認める
⑦ 全身症状：発熱，白血球増加，せん妄，腎不全
⑧ 抗菌薬を使っても急速に進行

〔Stevens DL, et al: Practice guidelines for the diagnosis and management of skin and soft-tissue infections. Clin Infect Dis 41(10): 1373-1406, 2005 より〕

表2 壊死性軟部組織感染症の症状・症候

Stage Ⅰ（早期）	Stage Ⅱ（中期）	Stage Ⅲ（晩期）
・圧痛（紅斑の範囲を越えて） ・皮疹なし，または紅斑，腫脹	・水疱 ・皮膚硬結・弛緩	・出血性水疱 ・痛覚麻痺 ・握雪感 ・皮膚壊死

〔Wong CH, et al: The diagnosis of necrotizing fasciitis. Curr Opin Infect Dis 18(2): 101-106, 2005 より〕

だけではわからない」です．「質問しておいて何だよ……」と思うかもしれませんが，これが重要な点なのです．

　蜂窩織炎を丹毒と誤って判断しても，まず問題にはなりません．しかし壊死性軟部組織感染症を蜂窩織炎と判断しては大変なことになります．壊死性軟部組織感染症の致死率は非常に高く，治療介入が遅れれば死亡率は指数関数的に上昇します．皮膚軟部組織感染症の診るべきポイントを理解し，壊死性軟部組織感染症を見逃さないように重症度を正しく評価できるようになりましょう．

　壊死性軟部組織感染症を示唆する所見として表1の項目が有名です．みなさんも壊死性軟部組織感染症と聞くと，水疱を伴い皮膚所見が激しいイメージがあると思います．確かに進行すれば図1bのような水疱を認める（表2）ようになりますが，そこまで待っていては困ります．では注目するべき

点はどこでしょうか？

ここはシンプルにいきましょう．診るべき点は，① バイタルサイン，② 痛み，です．

◉──バイタルサイン

壊死性軟部組織感染症とともに常に鑑別に挙がるのが蜂窩織炎ですが，通常，蜂窩織炎ではバイタルサインは概ね安定しています．発熱とそれに伴う頻脈は認めるものの，意識障害や呼吸数は安定しています．つまり，**SIRS criteria は満たしても qSOFA を満たすことはない**と考えておきましょう．

例えば，図 1a の患者のバイタルサインが 2/JCS，血圧 120/80 mmHg，脈拍 130 回/分，呼吸数 24 回/分，SpO_2 98％，体温 37.2℃ であった場合は，蜂窩織炎ではなく積極的に壊死性軟部組織感染症を疑う必要があります．

◉──痛み

皮膚所見よりも痛みに注目です．図 1a の患者がものすごく痛がっていた段階で，壊死性軟部組織感染症を疑う必要があります．蜂窩織炎では，皮膚所見を認める部位を触ると痛み，熱感を認めるものの，**触診を嫌がるほどの痛み**を訴えることは通常ありません．

壊死性軟部組織感染症を疑ったらすべきこと

Case 12（図 1c）は，42 歳の男性が左下腿の痛みを訴え救急搬送された症例です．この患者のバイタルサインは危ないことがわかりますよね．見当識障害を認め，呼吸数も多い，qSOFA 陽性かつ SIRS criteria も満たします．この段階で積極的に壊死性軟部組織感染症を疑い，アクションを起こさなければなりません．

「壊死性軟部組織感染症かも?!」と思ったら，まずどうするべきでしょうか？ 四肢なら整形外科，生殖器領域であれば泌尿器科へコンサルトでしょ

うか．可能な施設であればそうするべきです．問題はすぐに外科的な対応ができない場合や，証拠が乏しいと外科的な介入を拒まれた場合です．どのようにして壊死性軟部組織感染症らしさを証明すればよいのでしょうか．造影MRI 検査の感度は高いですが，そんな余裕はありませんし，どこでもできる検査ではありません．

● finger test

壊死性軟部組織感染症を疑った際に行うべきことは，finger test です．局所麻酔下で皮膚所見を伴う部位に 2 cm 程度切開を入れ，筋膜まで手を入れ，内部の状態を確認するのです．壊死性軟部組織感染症の場合には，指が抵抗なくズボズボと入り，濁った滲出液（これを dish water と呼びます）が出てきます．膿のようなドロッとしたものではないので注意です．finger test を行い，dish water を確認したら壊死性軟部組織感染症「決定」として対応しましょう．

● 抗菌薬の選択

外科的介入が最も重要ですが，抗菌薬も適切に選択しなければなりません．蜂窩織炎であれば起因菌は溶連菌（*Streptococcus* spp.），黄色ブドウ球菌（*Staphylococcus aureus*）であり，セファゾリン（CEZ）で OK です〔MRSA を考慮しバンコマイシン（VCM）を投与する場合もあります〕．しかし壊死性軟部組織感染症はそうはいかないのです．起因菌は，緑膿菌（*Pseudomonas aeruginosa*）などのグラム陰性桿菌，バクテロイデス属（*Bacteroides* spp.）などの嫌気性菌，黄色ブドウ球菌のうちメチシリン耐性黄色ブドウ球菌（MRSA）も考慮する必要があります（表 3）．これらを踏まえ，壊死性軟部組織感染症を疑った際の抗菌薬は，カルバペネム〔メロペネム（MEPM）など〕＋バンコマイシン（VCM）＋クリンダマイシン（CLDM）です．私は 3M と覚えています．CLDM は毒素産生抑制目的に併用します．

表3 壊死性軟部組織感染症の起因菌

起因菌	症例数
Streptococcus spp.	31（19.1％）
Staphylococcus aureus	26（16.0％）
Klebsiella spp.	17（10.5％）
Enterococci	14（ 8.6％）
Acinetobacter baumannii	13（ 8.0％）
Escherichia coli	12（ 7.4％）
Pseudomonas aeruginosa	10（ 6.2％）
Enterobacter spp.	6（ 3.7％）
Proteus spp.	6（ 3.7％）
***Bacteroides* spp.**	6（ 3.7％）
Fungi（Candida spp.）	5（ 3.1％）
Peptostreptococcus spp.	4（ 2.5％）
Clostridium spp.	2（ 1.2％）
その他	10（ 6.2％）

73人の患者から得られた162菌種の内訳．
〔Anaya DA, et al: Necrotizing soft-tissue infection: diagnosis and management. Clin Infect Dis 44(5): 705-710, 2007 より〕

蜂窩織炎の鑑別

　救急外来ではバイタルサイン，痛みに注目して壊死性軟部組織感染症を見逃さないことが重要ですが，頻度として多い蜂窩織炎を正しく診断することも大切です．蜂窩織炎の鑑別として，深部静脈血栓症（deep venous thrombosis），カルシフィラキシス（calciphylaxis：透析患者で認める多発性皮膚潰瘍で皮下小血管の石灰化によって起こる炎症），湿疹（stasis dermatitis），皮下血腫（hematoma），遊走性紅斑（erythema migrans）が挙げられます[4]（図2）．

　みなさん，これを所見だけで判断できますか？ 難しいですよね．壊死性軟部組織感染症と同様，**皮膚の見た目だけで判断してはいけない**のです．患

▶ Case 12

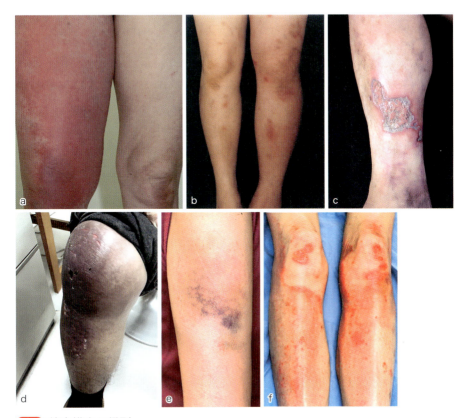

図2 蜂窩織炎の鑑別
a．蜂窩織炎．〔富田 靖（監修）：標準皮膚科学 第10版, p410, 医学書院, 2013 より〕
b．深部静脈血栓症．〔田島麻衣子, 他：臨床皮膚科 57(12)：1090-1092, 2003 より〕
c．カルシフィラキシス．〔横田日高, 他：臨床皮膚科 60(11)：1009-1012, 2006 より〕
d．皮膚炎（ハイター®による）．
e．皮下血腫（上腕）．〔村上克彦, 他：臨床皮膚科 70(6)：383-386, 2016 より〕
f．壊死性遊走性紅斑．〔大野綾子, 他：臨床皮膚科 62(10)：712-715, 2008 より〕

者背景，病歴，バイタルサイン，身体所見（左右差，白癬の有無など），エコー所見から蜂窩織炎らしさを集め，蜂窩織炎らしいと判断した場合には抗菌薬治療を行いますが，経過をみて初めて確定診断できるものと考えておくとよいでしょう．

　治療はCEZに代表される抗菌薬ですが，浮腫は蜂窩織炎のリスクである

ため，下肢の蜂窩織炎の場合には患部の挙上も忘れずに行いましょう．また，蜂窩織炎は同部位に1年以内に14%，3年以内に45%再発します．白癬の検索を行い，認める場合には治療，日ごろの管理(下肢の清潔など)を十分に説明し理解してもらうことが必要です．

　蜂窩織炎は四肢(特に下肢)にできることが多いですが，どこにでも起こりえます．眼周囲の蜂窩織炎で眼を動かすと痛いという訴えや，視力低下がある場合には眼窩周囲蜂窩織炎(orbital cellulitis)の可能性があり，眼科医の診察を迅速にお願いしましょう．また，顎の場合にはLudwig anginaを考慮し，膿瘍の有無を確認し穿刺を考慮する必要もあります．蜂窩織炎だからといって抗菌薬のみでは治療が完遂しないこともあると知っておきましょう．

> **内科救急のオキテ**
> ・壊死性軟部組織感染症か否かは見た目で判断してはいけない！
> ・疑ったら速やかにfinger testを行い，dish waterを確認しよう！

文献

1) Stevens DL, et al: Practice guidelines for the diagnosis and management of skin and soft-tissue infections. Clin Infect Dis 41(10): 1373-1406, 2005.
2) Wong CH, et al: The diagnosis of necrotizing fasciitis. Curr Opin Infect Dis 18(2): 101-106, 2005.
3) Anaya DA, et al: Necrotizing soft-tissue infection: diagnosis and management. Clin Infect Dis 44(5): 705-710, 2007.
4) Raff AB, et al: Cellulitis: A review. JAMA 316(3): 325-337, 2016.

Case 12 では軟部組織感染症の診るべきポイントについて述べました．重症度の判断は皮膚所見ではなく，①バイタルサイン，②痛み，でしたね．見かけに騙されてはいけません．

Case 13 は経験することの多い症例です．出合う頻度の高い疾患ですが，初診時に診るべきポイントや対応を誤ると患者の予後に大きく影響します．

Case 13

感冒症状，呼吸困難を訴える78歳・男性

高血圧，2型糖尿病，脂質異常症で近医受診中．来院数日前から咳嗽，発熱を認め近医受診．総合感冒薬の処方を受け，帰宅となった．来院当日，呼吸困難が出現し救急要請．

▼バイタルサイン
- 意識　　1/JCS
- 血圧　　120/56 mmHg
- 脈拍　　106回/分
- 体温　　35.5℃
- 呼吸数　24回/分
- SpO_2　93%
- 瞳孔　　3/3，+/+

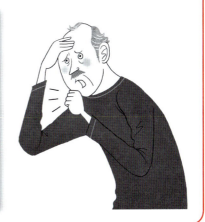

78歳の男性が呼吸困難を主訴に救急搬送されてきました．救急外来では呼吸困難症例をしばしば経験します．心不全，肺炎，COPDの急性増悪，気胸，肺血栓塞栓症，アナフィラキシーなど，重症の患者も多いことから苦手な人も多いと思います．この中で特に頻度が高いのが肺炎，心不全です．正しく診断することができるでしょうか？

　Case 13は，咳嗽，発熱，呼吸困難を認め，SpO_2も低くSIRS criteriaを満たすことから，上記疾患の中ではまずは肺炎を疑うでしょう．「肺炎なんて簡単だ」，そう思ってはダメですよ．肺炎を侮ってはいけません．酸素化が悪いから肺炎，肺炎像を認めるから肺炎，むせ込んだから誤嚥性肺炎など，安易に肺炎と診断してはいけません．どのようにして肺炎を診断するのか，まずはそこから学んでいきましょう．

肺炎の診断

　肺炎らしい所見はどのような所見でしょうか？　胸部X線の肺炎像はある程度病状が進行しなければ出現しません．また，脱水状態では浸潤影がはっきりしないことがよくあります．画像はあくまで答え合わせとして確認するとして，病歴や身体所見から肺炎らしさをつかむ努力をしていきましょう．

◉───感冒・胃腸炎との鑑別

　突然ですが，みなさんは感冒を正しく診断できるでしょうか．休日診療所や救急外来では感冒や胃腸炎の患者を多く経験します．感冒だと思ったら喉頭蓋炎だった，胃腸炎だと思ったら虫垂炎だった，異所性妊娠だったという経験がある人もいるのではないでしょうか．正しい診断を下すためには当然，鑑別疾患の正しい知識も必要となります．感冒，胃腸炎と診断するためには満たすべき3つの症状があることを覚えておきましょう（表4）．

　感冒は，①咳嗽，②鼻汁，③咽頭痛の3つ，胃腸炎は，①嘔気・嘔吐，②腹痛，③下痢の3つです．さらに，**感冒では咳嗽・鼻汁・咽頭痛の症状**

表4 感冒・胃腸炎の原則 3徴をチェック

感冒	急性胃腸炎
●咳嗽 ●鼻汁 ●咽頭痛	●嘔気・嘔吐 ●腹痛 ●下痢

がすべて同程度であること，胃腸炎では嘔気・嘔吐 → 腹痛 → 下痢の順番に起こっていることが条件となります．これらを満たさない場合には安易に診断するべきではありません．

当たり前のようですが，この当たり前のことが軽視され誤診につながっていることがよくあります．例えば咳のみを認めている患者を感冒と診断したり，腹痛 → 嘔吐の患者を胃腸炎と診断したり……，などです．感冒や胃腸炎はありふれた疾患であるため例外はいくらでもありますが，原則として押さえておきましょう．

肺炎らしい所見

肺炎らしい所見として，Heckerling スコア（表5），Diehr ルール（表6）を頭に入れておきましょう．病歴，バイタルサイン，身体所見で肺炎の診断にかなり迫れることがわかりますね．また，感冒と異なり3徴はそろわないことが特徴的です．咳嗽や喀痰は認めても，**鼻汁や咽頭痛は通常認めません**．

肺炎らしい病歴は，「悪寒戦慄＋咳嗽」「二峰性の病歴」が代表的です．発熱や咳嗽を認め症状がいったん改善傾向にあったものの，再度症状が出現する場合には肺炎らしい病歴です．そこに，布団をかぶってもぶるぶる震えてしまうような悪寒戦慄を認める場合にはさらに肺炎らしくなります．

悪寒戦慄，二峰性の病歴は要チェック！

表5 Heckerling スコア　目の前の患者は肺炎か

- 体温 >37.8℃
- 心拍 >100回/分
- crackles を聴取する
- 聴診で呼吸音が低下する部位が存在する
- 喘息がない

当てはまる場合，各1ポイントとする．

合計ポイント数	肺炎の可能性(%)
0	<1
1	1
2	3
3	10
4	25
5	50

〔Metlay JP, et al: Does this patient have community-acquired pneumonia? diagnosing pneumonia by history and physical examination. JAMA 278(17): 1440-1445, 1997 より〕

表6 Diehr ルール　目の前の患者は肺炎か

症状	ポイント
鼻汁	−2
咽頭痛	−1
筋肉痛	1
寝汗	1
1日中痰が出る	1
呼吸数>25回/分	2
体温>37.8℃	2

〔Diehr P, et al: Prediction of pneumonia in outpatients with acute cough--a statistical approach. J Chronic Dis 37(3): 215-225, 1984 より〕

合計ポイント数	肺炎の可能性(%)
−3	0
−2	0.7
−1	1.6
0	2.2
1	8.8
2	10.3
3	25.0
≧4	29.4

〔Metlay JP, et al: Testing strategies in the initial management of patients with community-acquired pneumonia. Ann Intern Med 138(2): 109-118, 2003 より〕

　最も重要なバイタルサインは呼吸数です．**肺炎の症例のうち90%以上が呼吸数25回/分以上**であったという報告があるぐらい，極めて有用な所見です．呼吸数は本書でも繰り返し重要性を述べていますが，改めて意識して確認することを徹底してください．

表7 CURB-65　バイタルサインが重要だ！

Confusion	意識レベル低下あり
Urea	BUN 20 mg/dL 超
Respiratory rate	呼吸数 30 回/分以上
Blood pressure	収縮期血圧 90 mmHg 未満 or 拡張期血圧 60 mmHg 未満
65	65 歳以上

各項目を1点とする．0～1点：軽症，2点：中等症，3点以上：重症．
〔Lim WS, et al: Defining community acquired pneumonia severity on presentation to hospital: an international derivation and validation study. Thorax 58(5): 377-382, 2003 より〕

表8 A-DROP　検査結果は必要なし?!

Age	男性 70 歳以上 女性 75 歳以上
Dehydration	BUN 21 mg/dL 以上または脱水あり
Respiration	SpO_2 90% 以下 (PaO_2 60 mmHg 以下)
Orientation	意識変容あり
blood Pressure	収縮期血圧 90 mmHg 以下

上記のいずれも満たさない：軽症，1～2つを有する：中等症，3つを有する：重症，4～5つを有する：超重症．ただしショックがあれば1つでも超重症となる．
〔日本呼吸器学会（編）：成人肺炎診療ガイドライン2017．日本呼吸器学会，2017 より〕

肺炎の重症度

　皮膚軟部組織感染症の重症度は皮膚所見ではなく，バイタルサイン，痛みで判断しました．それでは肺炎の重症度はどのように判断するべきでしょうか．有名なスコアがあるので頭に入れておきましょう．CURB-65（表7）とA-DROP（表8）です．評価項目は同様です．A-DROP が本邦の高齢化を反映し，年齢設定が高いのが異なる点です．評価項目をみると，やはりここで

も重要なのはバイタルサインであることがわかります．画像所見や採血結果も重要ですが，それ以上に**初療の段階では**バイタルサイン**が重要**なのです．

特に，**意識，呼吸数**が含まれていることがポイントです（後述しますが，敗血症のスクリーニングで用いるバイタルサインも意識，呼吸数が含まれます ➡ p139）．血圧も重要ですが，血圧は数値化され客観的に評価可能であり，誰もが気にするバイタルサインであるため，判断を見誤ることはあまりありません．それに対して意識や呼吸数は軽視しがちなバイタルサインであるため注意が必要なのです（➡「2章：バイタルサインを正しく解釈しよう！」）．

◉ 脱水の評価

重症度の判定にもう1つ，ポイントがあります．CURB-65，A-DROPにも含まれている**脱水の評価**です．軽症の肺炎と判断し管理していたものの，入院後徐々に状態が悪化して高流量の酸素を要し苦労した経験がある人は多いのではないでしょうか．その多くが，抗菌薬の選択の誤りではなく，初診時の脱水の評価を行っていないことが原因と考えられます．

肺炎はある日突然起こるものではありません．数日前から咳嗽や発熱を認め，それに伴い食欲も低下します．つまり，普段と比較すると摂取量は低下しているため身体所見上，脱水を認めることがほとんどです．入院が必要と判断した患者の多くで脱水所見を認めます．**脱水の状態では，喀痰も出ず，副雑音も認めず，X線を撮影しても肺炎像ははっきりしません**．画像で肺炎の診断や重症度を判断してはいけない理由がここにあります．そして，適切な輸液（細胞外液が主）を投与すると，徐々に喀痰量が増加し，呼吸状態はさらに**悪化**するのです．副雑音もはっきりと聴取するようになり，画像も浸潤影が明らかになります．この一般的な経過を予想した対応をしなければなりません．入院時の酸素投与量が2Lなので「軽症」ではなく，現在の酸素投与量は2Lであっても，意識，呼吸数，血圧などのバイタルサイン，脱水の程度を評価し，重症度を判断する必要があるわけです．

▶ Case 13

肺炎の重症度で診るべきポイント
☞ ① 意識，② 呼吸，③ 脱水の評価
（X線やCRPではない！）

肺炎診断の検査

　肺炎をいかに疑い，どのように重症度を評価するかは理解できましたか．これらを理解したうえで，実際に肺炎をどのように診断していくかを考えていきましょう．病歴・身体所見から肺炎を疑うことは比較的簡単だと思います．それを裏づけるために検査をオーダーするわけです．**重要なのは病歴や身体所見**であって，**検査結果はあくまで補助的なもの**であると理解しておきましょう．

● グラム染色

　肺炎の診断に最も有用な検査はグラム染色です．「3章：検査の選択は適切に！」（➡ p104）でも述べましたが，もう一度グラム染色の重要性について述べておきます．なぜグラム染色が重要か，それは**肺炎の起因菌を同定できるのはグラム染色だけ**だからです．喀痰培養や血液培養から起因菌が同定できることもありますが，その可能性は非常に低いのです．これを忘れてはいけません．つまり，肺炎の患者に対してグラム染色を行わないと，最初に選択した抗菌薬を最後まで投与し続けることになるのです．そして症状の改善が乏しい場合には，何となく広域抗菌薬（カルバペネムやニューキノロン系抗菌薬）へ変更せざるを得なくなるのです．

　グラム染色の感度は決して高くはありませんが**特異度は高く，確認できたら起因菌と同定してよいでしょう**[5]．喀痰を検鏡し肺炎球菌が見えたら，その患者は肺炎球菌性肺炎なのです．`Case 13` はグラム染色で肺炎球菌が確認されました．

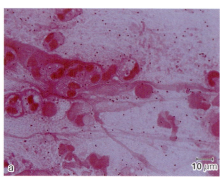 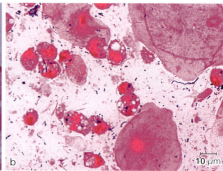

図3　喀痰のグラム染色
a：モラクセラ(*Moraxella*)，b：誤嚥性肺炎．

> **Case 13 ☞ 肺炎球菌性肺炎**

　喀痰のグラム染色(図3)を行うときに注意すべきことがあります．それは，**検鏡に値する喀痰かどうか**ということです．唾液を検鏡しても仕方ありません．Miller & Jones 分類(表9)でP痰(P1〜3)，Geckler 分類(表10)でⅣ・Ⅴの喀痰を採取し評価しましょう．検鏡に値する喀痰を採取したにもかかわらず菌が見えない場合は，その可能性として，①そもそも肺炎ではない，②グラム染色では見えにくい菌が起因菌である，③すでに抗菌薬が投与されている，が代表的です．それぞれに関して考えていきましょう．

▼そもそも肺炎ではない

　肺炎の診断は難しく，肺炎だと思ったら心不全であった，肺炎だと思ったら胆管炎であった，このような経験はみなさんもあるのではないでしょうか．特に右下肺野の浸潤影を見つけて細菌性肺炎，誤嚥性肺炎と診断する際には要注意です．肝膿瘍，胆管炎，腎盂腎炎などの炎症の波及で画像上，**肺炎らしく見えているだけ**かもしれません．肺炎に合致する病歴や身体所見を認めない場合には安易に肺炎と診断するのはやめましょう．

表9 Miller & Jones 分類　良質な痰を提出

分類	喀痰の性状
M1	唾液，完全な粘性痰
M2	粘性痰の中に膿性痰が少量含まれる
P1	**膿性痰で膿性部分が 1/3 以下**
P2	**膿性痰で膿性部分が 1/3～2/3**
P3	**膿性痰で膿性部分が 2/3 以上**

P1 以上の痰をグラム染色する．

表10 Geckler 分類　検体は適切なものを採取

分類	白血球数(好中球数)	扁平上皮細胞数	評価
I	<10	>25	唾液
II	10～25	>25	唾液
III	>25	>25	痰と唾液
IV	**>25**	**10～25**	**ほぼ良質の痰**
V	**>25**	**<10**	**良質の痰**
VI	<25	<25	希釈

細胞数は 1 視野あたり(100 倍)．
〔Geckler RW, et al: Microscopic and bacteriological comparison of paired sputa and transtracheal aspirates. J Clin Microbiol 6(4): 396-399, 1977 より〕

▼グラム染色で見えにくい菌が起因菌

　肺炎球菌のグラム染色における感度は決して高くなく，見えないことも珍しくありません．また，特に注意しなければならないのは**レジオネラ(*Legionella*)肺炎**です．マイコプラズマ(*Mycoplasma*)，クラミドフィラ(*Chlamydophila*)に代表される非定型肺炎とともに**レジオネラもグラム染色では見えません**(➡ p131)．

▼すでに抗菌薬が投与されている

　これは説明不要でしょう．事前に抗菌薬の投与があると，菌は変形もしくは消失します．

● 喀痰培養

　培養検査は一般的には非常に有用な検査ですが，肺炎における喀痰培養は解釈に注意が必要です．市中肺炎の起因菌として最も多い**肺炎球菌は自己融解酵素をもっているため，培養では生えづらい**という特徴があります．そのため，**グラム染色で肺炎球菌が見えていても，培養では生えない**ことがあるのです．この事実を知っておかなければ，グラム染色では肺炎球菌と判断し治療開始したにもかかわらず，培養結果で他の菌が検出された場合に，「肺炎球菌が起因菌ではない」と誤った判断をしてしまうことになります．これは抗菌薬の選択に大きくかかわることであり，注意する必要があります．

　読者のみなさんは，自身が働いている施設では**グラム染色を行うことができるのか，細菌検査室はあるのか**を必ず確認しましょう．グラム染色ができる環境であれば行わない理由がありません．細菌検査室があれば，検体は速やかに提出し培地に塗ってもらいましょう．

● 胸部 X 線，胸部 CT

　肺炎を疑った際には，もちろん胸部 X 線や CT を撮影します．重要なことは，画像で診断しようとするのではなく，**病歴やバイタルサイン，身体所見から肺炎を疑い，画像で確認する**というアプローチを徹底することです．**画像のみでは放射線科医でも 15％ 見逃**します．また肺炎像が現在悪さしているものなのか，それとも以前の肺炎像なのかは見ただけではわかりません．**臨床所見と合わせて評価すること，以前の画像と比較すること**が重要です．肺炎は，適切な治療を行っても 1 週間後に肺炎像が正常化しているのは 4 人に 1 人です．診断同様，**治療効果判定も画像で行ってはいけません**．

● 尿中抗原

　みなさんは尿中抗原を肺炎の診断に利用しているでしょうか．肺炎球菌，レジオネラに対する尿中抗原が存在しますが，これらをルーチンに提出して

いませんか？ これらの検査を利用してもよいと思いますが，必ず**検査前確率を意識して提出**しましょう．グラム染色を行い肺炎球菌が疑われる状態で，あえて尿中抗原を提出する必要はありませんよね，尿中抗原陰性でも肺炎球菌性肺炎を考えますから．グラム染色を行えない環境下で肺炎球菌を提出するのであれば，**その結果でその後のアクションが変わる**のであれば行いましょう．陽性なのに抗菌薬はセフトリアキソンを選択するのであれば，行う意味があるでしょうか．

レジオネラの尿中抗原は肺炎球菌とは考え方が異なります．レジオネラを診断するツールは尿中抗原以外にグラム染色，ヒメネス染色，BCYEα（buffered charcoal yeast extract，αは発育促進物質のα-ケトグルタル酸）培地，LAMP（loop-mediated isothermal amplification）法などがありますが，感度の問題や，行える施設は限られることから，実際の臨床では尿中抗原に頼らざるを得ないのが現状だからです．ルーチンな提出は不要ですが，**レジオネラを疑っている患者で，尿中抗原以外の診断ツールの施行が難しい場合には提出**するのが現実的です．もちろん，疑わしい場合には陰性であってもカバーします．

肺炎診療の注意事項

●──レジオネラ肺炎

レジオネラ肺炎は救急外来では常に意識しておくべき疾患です．肺炎の起因菌として肺炎球菌を考えない人はいませんが，レジオネラ肺炎が鑑別に挙がっていないことはよくあります．レジオネラ肺炎は初療が遅れると重症化しやすく，早期診断・早期治療が予後に直結します．いかに疑い，診断するかを理解しておく必要があります．

レジオネラ肺炎は，消化器症状や中枢神経症状などの肺外症状を起こすため，正式には**レジオネラ病**と呼ばれます（表11）[6]．「肺炎症状，もしくは肺

表11 レジオネラ病の症状

症状	頻度（%）
38.8℃以上の発熱	67〜100
咳	41〜92
悪寒	15〜77
呼吸困難	36〜56
40℃以上の発熱	21〜62
神経所見	38〜53
筋肉痛・関節痛	20〜43
下痢	19〜47
胸痛	14〜50
頭痛	17〜43
嘔気・嘔吐	9〜25

〔Cunha BA, et al: Legionnaires'disease. Lancet 387（10016）: 376-385, 2016 より〕

炎像を認める患者が消化器症状や神経症状を認める場合には，レジオネラも考える」と心得ておきましょう．

　ところでレジオネラ肺炎は非定型肺炎（異型肺炎）でしょうか？ レジオネラ肺炎は，ブドウ糖非発酵グラム陰性桿菌であるレジオネラ菌により惹起される肺炎ですが，グラム染色で検出されず，β-ラクタム系抗菌薬が無効であることから非定型肺炎と分類されてきました．しかし，マイコプラズマ肺炎，肺炎クラミドフィラとは異なることに注意が必要です．**非定型肺炎としてレジオネラ，マイコプラズマ，クラミドフィラを同等に扱ってはいけない**のです．マイコプラズマ，クラミドフィラによる肺炎は予後良好であり，初回の抗菌薬でカバーしていなくても治療介入をすれば通常は症状の改善を認めるのに対して，**レジオネラは重症化の可能性が高く，肺炎球菌と並んで重症肺炎症例では常に考えるべき原因**です．また，学生のときに誰もが習う細菌性肺炎と非定型肺炎の鑑別表がありますが，ここでは非定型肺炎の中にレジオネラは含まれていません（表12）[7]．

　以上から，市中肺炎の起因菌を考えるときには大きく3つに分けると考

> Case 13

表12 細菌性肺炎 vs. 非定型肺炎　レジオネラ肺炎は含まれていない！

① **年齢** 60歳未満
② **基礎疾患**がない，あるいは軽微
③ 頑固な**咳**がある
④ **胸部聴診**上所見が乏しい
⑤ 痰がない，あるいは迅速診断法で**原因菌**が証明されない
⑥ **末梢血白血球数**が 10,000/μL 未満である

①〜⑤のうち3項目以上が陽性か，①〜⑥のうち4項目以上が陽性の場合，非定型肺炎を疑う．それ以下であれば，細菌性肺炎を疑う．
〔日本呼吸器学会（編）：成人肺炎診療ガイドライン2017．日本呼吸器学会，2017より〕

えやすいでしょう．1つ目が肺炎球菌，インフルエンザ菌（*Haemophilus influenzae*），モラクセラ・カタラーリス（*Moraxella catarrhalis*）に代表される**細菌性肺炎**，2つ目がマイコプラズマ，クラミドフィラに代表される**非定型肺炎**，そして3つ目が**レジオネラ肺炎**です．レジオネラ肺炎は症状，検査所見が特徴的で，重症度も高く，常に意識して対応する必要があることから，あえて分けて考えたほうがよいと思います．

レジオネラ肺炎を特別扱いする理由は理解できましたね．最後にレジオネラ肺炎を疑うことができるように，レジオネラ肺炎らしい所見，らしくない所見を整理しておきましょう．症状の頻度は**表11**のとおりですが，これ以外に WUH 基準（**表13**）[7]が参考になります．前述した消化器系，中枢神経系以外に比較的徐脈（➡ p47），急性腎不全，低ナトリウム血症，低リン血症，ビリルビン上昇などが，らしい所見であり，覚えておくと鑑別に役立ちます．特に**低リン血症**はレジオネラ肺炎に特徴的といわれており，疑ったらリン値を確認するとよいでしょう．私は研修医のときに症例検討会で感染症コンサルタントの青木眞先生に，レジオネラ肺炎症例の際にリン値を聞かれドキリとしたのをいまでも覚えています．

● 肺炎 vs. 心不全

救急外来で，肺炎の鑑別として悩む代表的な疾患が心不全です．肺炎らしい所見は前述のとおりですが，心不全らしい所見はどのようなものがあるで

表13 WUH基準

	レジオネラ肺炎を示唆する所見	レジオネラ肺炎らしくない所見
臨床症状	• 中枢神経系 頭痛(+1),意識障害・脳症(+2),傾眠(+3) • 呼吸器系 膿性痰(+2) • 消化器系 軟便・下痢(+3), 下痢を伴わない腹痛(+5), 下痢を伴う腹痛(+5) • その他 比較的徐脈(+5), β-ラクタム系抗菌薬治療が無効(+5), 急性腎不全(+5)	• 呼吸器系 耳痛(−3),嗄声(−3), 乾性咳嗽・咽喉痛(−3), 少量〜中等量の血痰(−1), 胸膜痛(−2)
検査所見	低ナトリウム血症(+1), 低リン血症(+4), トランスアミナーゼ上昇(+4), ビリルビン上昇(+2), クレアチニン上昇(+1), 顕微鏡的血尿(+2)	寒冷凝集素上昇(−3)

10点以上:強く疑う.5〜9点:可能性がある.5点未満:可能性が低い.
〔Gupta SK, et al: Evaluation of the Winthrop-University Hospital criteria to identify Legionella pneumonia. Chest 120(4): 1064-1071, 2001 より〕

しょうか? 発作性夜間呼吸困難,起座呼吸,頸静脈怒張,下腿浮腫,Ⅲ音などが代表的ですね.これらの所見を認めるときには心不全らしいということになりますが,注意点があります.それは,**心不全が存在するからといって肺炎を否定できない**ということです.また,**肺炎が存在するからといって心不全は否定できない**のです.肺炎などの感染症は心不全の増悪因子であることを忘れてはいけません.つまり,肺炎,心不全どちらなのだろうかと悩みながらも,両者ともにありうることを考えて対応する必要があるのです.特に心不全患者を診たときには**心不全に至った原因(感染症,虚血,貧血など)を考える**癖をつけましょう.

実際に悩むのは治療でしょう.例えば心不全患者で肺炎の合併もありそう

だけれどもはっきりしないときには，どうするべきでしょうか？ 難しいことはありません．fever work up を行い，可能な施設ではグラム染色を行って起因菌を推定し，抗菌薬の投与は重症度に応じて行えばよいのです．合併の可能性もあるけれど心不全の治療経過をみてから介入するだけの余裕があると判断すれば，グラム染色，培養は提出するもののまずは抗菌薬は投与せず，経過をみて考えればよいでしょう．それに対して，気管挿管が必要なほど重症な状態であれば，抗菌薬を躊躇する理由はありません．やることをやって適切な抗菌薬を投与しましょう．レジオネラ肺炎を忘れてはいけませんよ．カルバペネム系抗菌薬を投与してもレジオネラは治りません．

◉───本当に肺炎か

　最後に，市中肺炎の起因菌として最も多いのはみなさんご存じの肺炎球菌ですが，肺炎球菌性肺炎と考えられる患者の意識状態が悪い場合にはどのように対応するべきでしょうか？ 肺炎による臓器障害，発熱に伴う意識状態が低下している，いろいろと原因が考えられるかもしれませんが，絶対に鑑別に挙げなければならないのが**髄膜炎**の合併です．肺炎球菌性肺炎はペニシリン G（ベンジルペニシリン）で治療しますが，フォーカスが髄膜炎となった場合にはたとえ肺炎球菌が起因菌でも，ペニシリン G を高用量用いても 2 人に 1 人は治療失敗となります．**髄膜炎が否定できない場合には腰椎穿刺を躊躇してはいけません**（➡ p56）．

　肺炎だと思ったら結核であった．そんな経験がある人も多いのではないでしょうか．本邦は結核の中蔓延国であり珍しい病気ではありません．長引く咳，喀血，空洞性病変など，誰もが結核を想起するような病歴や所見でなくても，肺炎を考えるような状態では常に，**結核の可能性を意識しておく必要**があります．典型的な肺炎所見とは言いがたいような状態で結核が否定できなければ，否定できるまでは個室管理などの対応をとるようにしましょう．このような対応が苦なくできるシステム作りが重要です．

髄膜炎の合併，結核の鑑別を忘れるな！

内科救急のオキテ
- 肺炎の重症度は，画像ではなく，バイタルサイン，脱水の程度で判断しよう！
- レジオネラ肺炎を忘れずに鑑別しよう！

文献

1) Metlay JP, et al: Does this patient have community-acquired pneumonia? Diagnosing pneumonia by history and physical examination. JAMA 278(17): 1440-1445, 1997.
2) Metlay JP, et al: Testing strategies in the initial management of patients with community-acquired pneumonia. Ann Intern Med 138(2): 109-118, 2003.
3) Lim WS, et al: Defining community acquired pneumonia severity on presentation to hospital: an international derivation and validation study. Thorax 58(5): 377-382, 2003.
4) 日本呼吸器学会（編）：成人肺炎診療ガイドライン2017．日本呼吸器学会，2017．
5) Rosón B, et al: Prospective study of the usefulness of sputum Gram stain in the initial approach to community-acquired pneumonia requiring hospitalization. Clin Infect Dis 31(4): 869-874, 2000.
6) Cunha BA, et al: Legionnaires'disease. Lancet 387(10016): 376-385, 2016.
7) Gupta SK, et al: Evaluation of the Winthrop-University Hospital criteria to identify Legionella pneumonia. Chest 120(4): 1064-1071, 2001.
8) 坂本 壮：救急での心不全の診断①〜病歴・身体診察から．レジデントノート 18：1827-1836, 2016．

研修医からの質問⑦

Q 誤嚥性肺炎の重症度も CURB-65 を利用してよいですか？

A 肺炎球菌性肺炎などの市中肺炎の重症度はCURB-65やA-DROPで評価するのに対して，誤嚥性肺炎はPSI（pneumonia severity index）を利用します（**表14**）．PSIとCURB-65（A-DROP）の違いは，施設入所の有無，基礎疾患が項目に含まれていることです．この点が誤嚥性肺炎のリスクと相関するため，PSIで評価します．

表14 Pneumonia Severity Index（PSI）

背景因子		点数
年齢	男性	年齢
	女性	年齢－10
Nursing home		＋10
合併症	悪性腫瘍	＋30
	肝疾患	＋20
	うっ血性心不全	＋10
	脳血管障害	＋10
	腎疾患	＋10
身体所見	意識レベルの低下	＋20
	呼吸数 30 回/分以上	＋20
	収縮期血圧 ＜90 mmHg	＋20
	体温 35℃ 未満あるいは 40℃ 以上	＋15
	脈拍 125 回/分以上	＋10
検査および X 線所見	動脈血 pH＜7.35	＋30
	BUN 30 mg/dL 以上	＋20
	ナトリウム 130 mEq/L 未満	＋20
	血糖 250 mg/dL 以上	＋10
	ヘマトクリット 30% 未満	＋10
	PaO_2 60 mmHg 未満	＋10
	胸水	＋10

〔Lanspa MJ, et al: Characteristics associated with clinician diagnosis of aspiration pneumonia: a descriptive study of afflicted patients and their outcomes. J Hosp Med 10(2): 90-96, 2015 より〕

Case 14

Case 13 では肺炎の重症度評価について学びました．肺炎の重症度は，意識，呼吸，脱水の評価が重要でしたね．肺炎だけでなく尿路感染症や胆管炎も，診断・治療の判断は，画像や検査所見よりも病歴，バイタルサイン，身体所見が重要です．もちろん尿管結石や胆石など閉塞起点がある場合には解除が必要ですが，いつ閉塞を解除するのかは検査で決まるものではなく，患者背景や全身状態で判断します．意識，呼吸に代表されるバイタルサイン，臓器特異的な所見とともに脱水の評価を必ず行い，適切な治療介入を行いましょう．

Case 14 は，いままでの総復習的な症例です．自分だったら何を考え，どのように対応するか，イメージしながら読み進めてみてください．

Case 14

増強する腹痛が出現した58歳・男性

高血圧以外，特記既往のない方．来院当日，仕事中に腹痛を自覚．帰宅後，症状は一時軽快したが，再度腹痛が増強したため救急要請．

▼バイタルサイン
- 意識　　2/JCS
- 血圧　　102/46 mmHg
- 脈拍　　120 回/分
- 体温　　37.6℃
- 呼吸数　24 回/分
- SpO₂　　97%
- 瞳孔　　3/3，+/+

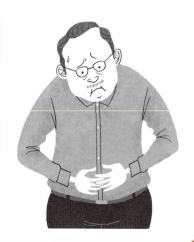

58歳の男性の腹痛です．腹痛は救急外来で頻度の高い主訴の1つですね．原因は多岐にわたり，確定診断するのはなかなか難しいものです．Case 13 で解説したレジオネラ肺炎かもしれません（鑑別に挙がっていましたか？）し，糖尿病ケトアシドーシスかもしれません．この段階で鑑別を挙げ出すと，正直切りがありません．重要なことは，**いまやるべきことは何かを判断できる**ようになることです．病歴，バイタルサイン，身体所見を総合的に評価してみましょう．この患者は軽症でしょうか，重症でしょうか？

敗血症，敗血症性ショックの定義

　ここで敗血症と敗血症性ショックの定義[1]を確認しておきましょう．

● 敗血症の定義

　2016年，敗血症の定義は以下のように変更されました．

> **Sepsis-3**
> "Sepsis is defined as life-threatening organ dysfunction caused by a dysregulated host response to infection."
> 敗血症は感染によって引き起こされる生命を脅かす臓器障害である．

　なぜ敗血症の定義は変わったのでしょうか？　変わったのには理由があり，この理由を理解することは非常に重要です．以前は感染症が原因でSIRS criteria（→ p73：表11）を満たしている状態を敗血症と定義していました．しかし，SIRS criteriaを満たす病態は何も感染症だけではありません．外傷，熱傷，膵炎など様々な病態で陽性となります．敗血症の主たる原因である肺炎や尿路感染症，腹腔内感染症が増えていないにもかかわらず敗血症の報告が増えているという事実があります．しかし，これに関しては初診時に安易にSIRS criteriaを満たすからといって敗血症と判断せずに，他の病態も考え対応すれば問題はないと考えます．しかし，さらに重要なのは

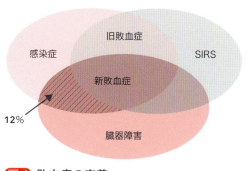

図4 敗血症の定義

SIRS criteria を満たさなくても感染症が原因で臓器障害を引き起こすことがあるという事実です．これを拾い上げることが今回の定義の変更の主たる理由でしょう．以前の定義（SIRS＋感染症＝敗血症）では，**約 12％ の感染症による臓器不全患者を見落としてしまう可能性がある**のです（図4 部分）．これを避けるべく新たな定義へ変更となったことを意識しましょう．

実際に目の前の患者が敗血症か否かはどのように判断すればよいのでしょうか？ ここで覚えるべきキーワードは SOFA〔sequential（sepsis-related）organ failure assessment〕スコア（表 15）と quick SOFA（qSOFA）スコア（→ p74）です．SOFA スコアは集中治療領域で臓器障害を評価する際に使用していたものですが，項目数も多く初期評価には不向きであるため，ベッドサイドや救急外来などで瞬時に判断可能なものとして導入されたのが qSOFA です．qSOFA は呼吸数，意識，収縮期血圧の 3 項目で構成され，2 項目以上で陽性と判断します．qSOFA が陽性の症例では SOFA スコアを評価し 2 項目以上陽性で敗血症と診断します（→ p74：図1）．

SIRS criteria から qSOFA，SOFA へ変更となった経緯は理解できましたね．注意することは SIRS の代わりに qSOFA を使用するという単純なものではなく，**変更となった理由を理解し，新たな定義を用いる**ことです．qSOFA を満たさないから敗血症ではないと考えてしまえば，本来敗血症である患者がまたもや見逃される可能性はあるわけです．敗血症診断のアルゴ

表15 SOFA スコア

スコア	0	1	2	3	4
〈呼吸機能〉 PaO_2/FiO_2(mmHg)	≧400	<400	<300	<200 呼吸補助下	<100 呼吸補助下
〈凝固機能〉 血小板数(×10^3/μL)	≧150	<150	<100	<50	<20
〈肝機能〉 ビリルビン値 (mg/dL)	<1.2	1.2〜1.9	2.0〜5.9	6.0〜11.9	>12.0
〈循環機能〉 血圧	平均血圧 ≧70 mmHg	平均血圧 <70 mmHg	ドパミン<5γ orドブタミン (投与量を問わない)	ドパミン 5.1〜15γ orアドレナリン ≦0.1γ orノルアドレ ナリン≦0.1γ	ドパミン>15γ orアドレナリン >0.1γ orノルアドレ ナリン>0.1γ
〈中枢神経機能〉 Glasgow Coma Scale スコア	15	13〜14	10〜12	6〜9	<6
〈腎機能〉 クレアチニン (mg/dL)	<1.2	1.2〜1.9	2.0〜3.4	3.5〜4.9	>5.0
尿量(mL/日)	—	—	—	<500	<200

〔Singer M, et al: The Third International Consensus Definitions for Sepsis and Septic Shock(Sepsis-3). JAMA 315(8): 801-810, 2016 より〕

リズム(→ p74：図1)でqSOFAを満たさなかった症例でも，「それでも敗血症が疑わしい」症例はSOFAスコアを評価するアルゴリズムになっています．ここが重要な点です．qSOFAを満たさないけれども敗血症らしい患者，ここにはSIRS criteriaを満たす患者が多く含まれます．

　重要なことはやはりSIRSやqSOFAで評価するのではなく，**病歴・身体所見から敗血症らしさを拾い上げ，バイタルサインを総合的に評価する**ということです．qSOFAは見落としがちな意識，呼吸数が含まれていますね．これは「2章：バイタルサインを正しく解釈しよう！」でも述べたとおり，重篤な疾患を見逃さないためには**軽度の意識障害を見逃さず，呼吸数を重視**

することに他ならず，この 2 項目が含まれている qSOFA は「軽度の意識障害や呼吸数をしっかりみなさい！」というメッセージととらえておくとよいでしょう．

● 敗血症性ショックの定義

続いて敗血症性ショックの定義も確認しておきましょう．

> 敗血症患者で十分な輸液を行ったにもかかわらず，
> ① 平均血圧≧65 mmHg を維持するのに昇圧薬を要する
> ② 血清乳酸値＞2 mmol/L
> をともに満たすもの．

ポイントは平均血圧に注目すること，乳酸値が定義に含まれたことです．臓器血流は収縮期血圧ではなく平均血圧で決まります．また，乳酸値の上昇は，痙攣や過換気，飲酒など様々な原因で起こりますが，敗血症の初期における乳酸値の上昇は組織低灌流の可能性を示唆し，乳酸値は敗血症の予後と相関することが知られています．つまり，乳酸値を測定することによって，重症な患者を同定できる可能性があるのです．そして多くの医療施設で血液ガスや迅速キットによって乳酸値の測定は可能となったことを踏まえ，今回定義に含まれたものと考えられます．血圧は**平均血圧を意識**すること，**乳酸値が高い症例は要注意**であることをまずは意識しましょう．

＊

敗血症，敗血症性ショックの定義が改められ，**重症敗血症（severe sepsis）という言葉はなくなりました**．カルテ記載やプレゼンテーションでは気をつけましょう．「重症敗血症」という言葉を使うと，勉強不足のレッテルを貼られてしまうかもしれませんよ．

敗血症性ショックを想起できるか

それでは Case 14 を考えてみましょう．病歴では一度軽快した痛みが再度増悪しています．痛みを訴える患者では，**突然発症の痛み**，**増悪する痛み**，**初発の痛み**であった場合には慎重に対応する必要があります．バイタルサインは明らかに異常ですね．軽度の意識障害を認め，頻脈，頻呼吸を認めています．また，普段高血圧を指摘されているにもかかわらず収縮期血圧が 100 mmHg 程度と低めです．このバイタルサインを一言で表現するとどのような状態でしょうか？

SIRS criteria（→ p73：表 11）の 2 項目（呼吸，脈拍），qSOFA（→ p75：表 12）の 2 項目を満たします．さらに収縮期血圧と脈拍が逆転していることを考えると**敗血症性ショック**の可能性を考えておく必要があります．胃潰瘍に伴う**出血性ショック**なども考慮しますが，敗血症性ショック（血液分布異常性ショック）と出血性ショックの初療は基本的には変わりません．外傷に伴う出血性ショックでは外液を多量に入れることは控え，赤血球輸血以外に新鮮凍結血漿を投与するなど多少の違いはありますが，**明らかな外傷歴のない患者では十分な外液投与**で構いません．また，消化管出血や大動脈瘤破裂などによる出血性ショックの診断は難しくありません．吐下血，血便の有無（確認できなければ胃管を挿入し確認），エコーで腹腔内出血の有無を確認し，認めなければ可能性はぐっと下がります．それに対して敗血症性ショックは**見た目には感染源がわからない**ことを時に経験するため，ショック徴候を認める患者では意識しておくことが重要となります．

●――原因検索

バイタルサインから敗血症性ショックを想起したら，外液投与と同時に原因検索を行う必要があります．胆管炎，腎盂腎炎，前立腺炎，肝膿瘍などを考えながら，虫垂炎，尿管結石，腹腔内出血，腎梗塞，動脈塞栓症，心筋梗

塞，レジオネラ肺炎（→ p131）なども忘れないように意識して精査を進めます．

　この患者は下腹部の軽度の圧痛はありましたが，その他，皮膚所見を含め身体所見上に有意な所見は認められませんでした．エコーや CT では，腸管の浮腫性変化がわずかにあるものの，その他の明らかな異常所見は確認できませんでした．心電図も異常ありません．現段階では原因がはっきりしない状態です．

◉───抗菌薬投与の判断

　敗血症であれば早期に抗菌薬を投与することが推奨されます．しかし，focus がわかりません．このようなときはどうするべきでしょうか？　救急外来では本症例のように，focus がはっきりしない敗血症疑いの患者に出合うことは珍しくありません．プロカルシトニンやプリセプシン，インターロイキン-6（IL-6）など，敗血症のバイオマーカーも存在しますが，参考にはなるものの絶対的なものではなく，陽性だからといって細菌感染とは限りません．また，focus を教えてくれるわけでもありません．

　抗菌薬を投与するか否かの判断は，重症度で行うべきでしょう．軽症で経過をみることが可能な状態であれば，抗菌薬を投与せずにこまめに状態の変化を確認し，必要と判断したら適切な抗菌薬を投与すればいいのです．それに対して敗血症性ショックなど重篤な状態であれば，抗菌薬は待ったなしで投与します．それも考えられうる focus をすべてカバーできる，いわゆる広域スペクトラムの抗菌薬を選択することもあります．注意すべきことは，「重症だから広域スペクトラムの抗菌薬」と考えるのではなく，考えられうる focus から想定される菌を考え，これらをすべてカバーできる広域スペクトラムの抗菌薬を選択するということです．

　つまり，「敗血症性ショックだから○○○ペネム」ではなく，重篤な状態であり，考えられる focus として肺炎もしくは尿路感染症が考えられ，肺炎ならば肺炎球菌，インフルエンザ菌……，尿路感染症であれば大腸菌，ク

レブシエラ……と具体的な菌を考えて抗菌薬を選択するのです．これを怠らなければカルバペネム系抗菌薬ではカバーできない MRSA を見逃したり，ピペラシリン・タゾバクタムではカバーできないレジオネラ肺炎を見逃したりすることはありません．もちろん抗菌薬投与の前に fever work up を忘れてはいけませんよ．逆に，しっかりとグラム染色や血液培養など適切な培養採取を行っていれば，広域スペクトラムの抗菌薬投与は非難されるものではありません．

抗菌薬の投与は起因菌を考えて選択！

Case 14 の患者は，外液投与を行い，同時に採取した血液ガスで乳酸値が 7 mmol/L 台と上昇していたため，敗血症性ショックの可能性を考慮しました．focus は腹腔内や，劇症型の感染症も考慮し，緑膿菌を含む腸内細菌をカバーするためピペラシリン・タゾバクタムを投与し経過をみる方針としました．十分な外液投与を行い，いったんバイタルサインは安定し，乳酸値も低下傾向を示しましたが，数時間後に皮膚に網状皮斑（➡ p159 参照）を認め，バイタルサインが再度不安定となりました．そして初診時から 12 時間後には，血液培養 2 セット 4 本すべてが陽性となりました．診断は肺炎球菌による電撃性紫斑病でした．十分に所見をとったつもりでしたが来院時には全く所見はなく，脾臓摘出など免疫不全の原因となるような既往，疾患，内服薬は一切ありませんでした．

Case 14 ☞ 電撃性紫斑病

＊

敗血症性ショックは，本症例のように focus がわからないことを時に経験します．特に救急外来では敗血症の初期の認識は難しく，見落としがちです．しかし必ずどこかにヒントは隠れています．それも意外と身近な所にあるのです．バイタルサイン，特に**意識**と**呼吸**に注目です．SIRS だけでなく

qSOFA を頭に入れ，常に意識しましょう．そして検査では，CRP やプロカルシトニンではなく**乳酸値**に注目しましょう．

> **内科救急のオキテ**
>
> **敗血症の重症度は qSOFA，乳酸値を意識して行おう！**

文献

1) Singer M, et al: The Third International Consensus Definitions for Sepsis and Septic Shock (Sepsis-3). JAMA 315(8): 801-810, 2016.
2) Mikkelsen ME, et al: Serum lactate is associated with mortality in severe sepsis independent of organ failure and shock. Crit Care Med 37(5): 1670-1677, 2009.

5章

原因検索を怠るな！
臭いものに蓋をするべからず

Case 15

Case 12～14 では，重症度を見誤らないために診るべきポイントについて学びました．重篤な疾患，病態を見逃さないためには，検査所見ではなく患者の訴えやバイタルサインに注目すること，バイタルサインでは特に意識，呼吸を忘れずに評価することが重要でした．検査ももちろん行いますが，その中でも敗血症患者では乳酸値に注目し，上昇を認める場合には要注意です．

Casa 15 では，帰してはいけない患者を見逃さないための 5 つのポイントの最終章，「原因検索を怠るな！」をテーマに学んでいきましょう．発熱患者に解熱薬，疼痛患者に鎮痛薬など，救急外来では治療しているようで実はそれが臭いものに蓋をしているだけということもあります．「そもそも原因は？」と意識することが重要です．

Case 15

転倒し，頭部を打撲した 68 歳・男性

高血圧，不眠症以外の特記既往のない方．来院当日，自宅玄関先で転倒して前額部を受傷し，当院へ救急搬送となった．

▼バイタルサイン
- 意識　　清明
- 血圧　　142/86 mmHg
- 脈拍　　90 回/分
- 体温　　36.6℃
- 呼吸数　14 回
- SpO₂　　98%
- 瞳孔　　3/3，＋/＋

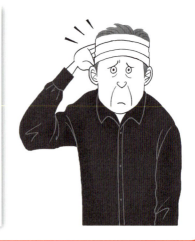

表1 頭部外傷の重症度と意識障害

重症度	GCS
軽症	14〜15
中等症	9〜13
重症	3〜8

〔日本外傷学会，他(監)：外傷初期診療ガイドライン，改訂第5版，p68，へるす出版，2017をもとに作成〕

　68歳の男性が自宅の玄関先で転倒して頭部を打撲し，来院しました．頭部外傷は救急外来では出合う頻度の高い外傷ですね．誰もが対応できるようにならなければなりません．「傷がたいしたことないから安心」ではないですよ．頭部CTを撮影して骨折や頭蓋内出血を認めないからといって軽症というわけでもありません．何が言いたいかわかりますね？

外傷は受傷原因を確認

　頭部外傷患者の多くは軽症で，本症例のようにバイタルサインは安定していることがほとんどです(頭部外傷患者の重症度は**表1**参照)．飲酒後の転倒症例を含め，意識障害を認める場合には，「意識障害のアプローチ」(→p58)に則って鑑別を進めていきましょう．それに対して，意識障害を認めずバイタルサインが安定している患者では，外傷こそあるものの重症感はありません．忙しい救急外来では，このような患者は止血が確認できていれば心配ないと考えてしまいがちです．「4章：重症度を正しく評価しよう！」では，バイタルサインの重要性を強調しましたが，本症例のような外傷患者ではバイタルサインが安定していたとしても安心せず，必ず確認するべきことがあります．

　それは，「**なぜ受傷したのか**」です．階段で滑って転倒した，段差につまずき両手に荷物を持っていたために手が出ず頭をぶつけてしまったなど，受傷機転が明らかな場合には外傷の評価のみで構いませんが，頭部外傷が何ら

かの症状の結果であった場合には，そもそもの原因を検索し治療介入しなければ再度同じような状況に陥る可能性があります．代表的な原因が，**意識消失**です．脳血流低下に伴う失神や，てんかんに代表される痙攣は，頭部や四肢の外傷を伴いやすく，外傷患者をみたら常に考え，対応する必要があります．圧迫骨折患者や大腿骨頸部骨折患者も同様です．

核心に迫る1フレーズ
「倒れたときのことを覚えていますか？」

失神の定義

失神の定義を知っているでしょうか？ 意識障害，意識消失，失神，痙攣は似て非なる言葉であり，定義を正確に把握しておく必要があります．

失神は，**① 瞬間的な意識消失発作，② 姿勢保持筋緊張の消失，③ 発作後意識はほぼ正常**，と定義されます．これらを満たしていない状態を失神と考えてしまうと痛い目に合うので注意が必要です．意識障害であれば頭蓋内疾患の可能性も考えますが，失神であれば可能性は低く，まず考える原因ではありません．失神の典型的な病歴は，「立ち上がろうとした際に気が遠くなるような感じがして倒れてしまった．その後呼びかけに比較的速やかに反応し，数分後には普段どおり会話可能となった」，というものです．意識を失い倒れるがゆえに頭部や顔面外傷を伴うのです．意識が普段どおりではない，意識が回復するまでに時間がかかる場合には，失神以外に意識障害や痙攣の可能性を考えておく必要があります．

失神の原因は**表2**のとおりです．報告により頻度にばらつきはありますが，大まかに次のように覚えておくとよいでしょう．**心血管性失神の頻度は意外と高いこと，原因がわからないものの中に肺血栓塞栓症が多く含まれている**という報告[1]もあり，病歴聴取に加え Case 07 で述べたとおりバイタルサインに注目し対応することがポイントとなります（→ p67）．

心血管性失神は HEARTS（表3）と覚えましょう．急性心筋梗塞，肺血栓

表2 失神の原因

分類		鑑別疾患
心血管性失神 (15%)	不整脈	徐脈・頻脈性不整脈，薬剤性不整脈
	器質的心疾患	大動脈弁狭窄症，閉塞性肥大型心筋症，大動脈解離，肺血栓塞栓症など
	その他	くも膜下出血
起立性低血圧 (15%)	一次性自律神経障害	自律神経障害，Parkinson病など
	二次性自律神経障害	糖尿病，尿毒症，アルコール性など
	薬剤性起立性低血圧	アルコール，降圧薬，利尿薬など
	循環血液量低下	出血，下痢，嘔吐など
神経調節性失神 (35%)	血管迷走神経反射	精神的ストレス(恐怖，疼痛など)
	状況失神	排尿，排便，咳嗽，食後
	頸動脈洞症候群	ひげ剃り，きつめの襟元など
原因不明(35%)		肺血栓塞栓症など

〔Moya A, et al: Guidelines for the diagnosis and management of syncope (version 2009). Eur Heart J 30(21): 2631-2671, 2009 をもとに作成〕

表3 心血管性失神：HEARTS

H	Heart attack (AMI)	急性心筋梗塞
E	Embolism (pulmonary thromboembolism)	肺血栓塞栓症
A	Aortic dissection Aortic stenosis	大動脈解離 大動脈弁狭窄症
R	Rhythm disturbance	不整脈
T	Tachycardia (VT)	心室頻拍
S	Subarachnoid hemorrhage	くも膜下出血

（坂本 壮：救急外来ただいま診断中！ p34, 中外医学社，2015 より）

塞栓症，大動脈解離，くも膜下出血の注意点は前述しているので確認してください．**大動脈弁狭窄症は肩かけ領域の聴診，特に右の鎖骨に聴診器を当て，疑わしい音が聴こえた場合には心エコー**を行えば見逃すことはありません．不整脈の診断は難しく，後述するように心原性らしい所見を集めるしかありません．

痙攣の定義

痙攣は「筋肉が急激に不随意に収縮する発作」と定義されます．そして，てんかんは「種々の成因によってもたらされる慢性の脳の病気」と定義されます．実際はもう少し細かく定義されていますが，まずはこれだけ覚えておけばOKです．「**痙攣≠てんかん**」であること，てんかんは慢性の脳の病気であることを理解してください．もちろん，初めての痙攣の原因がてんかんであることもありますが，広範囲の脳梗塞後の症候性てんかんなど明らかなものでかつ再発率の高いもの以外では，すぐに抗てんかん薬（抗痙攣薬）を導入する必要はありません[2]．

失神 vs. 痙攣

意識障害が残存している場合には，「本当に失神か」と常に意識しておくことが重要です．失神が原因で痙攣を伴うこともありますが，外傷を伴うような失神の多くは，地面や床に臥位の状態となり比較的速やかに脳血流が回復することから，痙攣を伴う頻度は少ないでしょう．**食後低血圧，排尿・排便失神後に痙攣が伴いやすい**と覚えておきましょう．

病棟や施設などで車椅子座位で食後しばらくしてから反応が乏しくなり，ベッドへ移動しようとした際に両上肢から始まる強直性痙攣を認めた，トイレで座位の状態で反応が乏しくなかなか意識が戻らない，というのが典型的な病歴です．これは syncopal seizure といって，脳血流が低下した状態が持続すると引き起こされます．

意識しておくことは，**痙攣を認めたからといって頭蓋内疾患とは限らない**ことです．このときにポイントとなるのが，①血圧，②痙攣の始まり方です．**失神→痙攣の場合には通常，血圧は高くなく，痙攣も左右同時に始まります**．それに対しててんかんなど頭蓋内疾患が原因の場合には，**血圧は高く，左右どちらかから始まり全般化する**のが一般的です．痙攣を目撃した場合には，スマートフォンなどで動画記録を残してもらうように指示しておく

表4 目撃者への確認事項
① 発症様式
② 現在の意識状態
③ 意識消失時間
④ 前駆症状の有無
⑤ 外傷の有無
⑥ 痙攣の有無
⑦ 失神後の対応，姿勢

と診断に役立ちます（余裕があればですが）．

> 失神からの痙攣は血圧は高くなく，左右同時に始まる．
> 頭蓋内疾患による痙攣は血圧が高く，片側から始まる．

　失神と痙攣の鑑別は簡単なようで難しいことを知りましょう．頭部外傷の原因が失神であった場合と，痙攣であった場合とでは対応が大きく異なります．両者を鑑別するためにはどうすればよいでしょうか？　頭部外傷患者の多くは，傷の処置が終わればとっとと家に帰りたいと思っている人がほとんどです．時間や費用がかかるような検査は拒否するかもしれません．もちろん必要な検査は説得してでも受けてもらいますが，重要なのは検査なのでしょうか．

　本書で繰り返し述べてきましたが，重要な情報をもっているのは検査結果よりも病歴，バイタルサイン，身体所見なのです．失神か痙攣かを見極めるためには，本人からだけでなく**目撃者からも病歴を聴取する**ことを忘れてはいけません（**表4**）．目の前で状況を見ていた人から話を聞くのが一番ですよね．「電車の中で崩れるようにして倒れそうになったので支えました．そうしたら両手をばたつかせるような動きがみられました」という病歴が聞くことができれば，失神の原因検索が必要でしょう．それに対して，「『あー』という声が聞こえて，行ってみるとソファで横たわり，口から泡を吹いて右手足をがくがくさせていました」という病歴であれば，痙攣の原因検索を行う

表5 historical criteria　失神か痙攣か，それが問題だ！

評価項目	点数
舌咬傷	2
昏迷，異常体位，四肢の痙攣様運動	1
情動的ストレスを伴う意識消失	1
発作後昏睡	1
意識消失中に頭部が片方に引っ張られる	1
デジャブなどの前駆症状	1
失神感	−2
長時間の座位・立位での意識消失	−2
発作前の発汗	−2

≧1点：痙攣，＜1点：失神．感度：94％，特異度：94％．
〔Sheldon R, et al: Historical criteria that distinguish syncope from seizures. J Am Coll Cardiol 40(1): 142-148, 2002 より〕

べきです．病歴聴取は必ず目撃者からも聞く必要があるのです．

　表4の内容は最低限，確認してください．失神なのか痙攣なのか，判断に悩むことも多く，なるべく多くの有用な情報を入手することが必要となります．historical criteria[3]（表5）を覚えておきましょう．これは，9項目を評価し1点以上であれば痙攣らしいというものです．絶対的なものではなく，すべての項目が評価できないこともありますが，これらの項目が判断に重要であるため，取りこぼさずに聴取するようにしましょう．

失神では，目撃者からも病歴聴取を！

＊

　それでは症例に戻りましょう．この患者は，玄関で靴を履いて出かけようとした際に転倒し受傷したようです．前額部に数 cm の挫創を認めましたが，診察時にはすでに止血しており，バイタルサインも安定していました．行うべきことは何でしょうか？

　「なぜ転倒したのか」という**受傷の原因を突き止める**ことが重要でした

表6 EGSYSスコア　病歴から心血管性失神を疑え

動悸が先行する失神	4点
心疾患の既往 and/or 心電図異常	3点
労作中の失神	3点
仰臥位での失神	2点
増悪因子・環境因子*1	−1点
自律神経系の前駆症状*2	−1点

3点以上で感度95％．
＊1：温感，混雑した場所，長期間の立位，恐怖や疼痛，感情．
＊2：嘔気・嘔吐．
〔Del Rosso A, et al: Clinical predictors of cardiac syncope at initial evaluation in patients referred urgently to a general hospital: the EGSYS score. Heart 94(12): 1620-1626, 2008 より〕

ね．この患者の場合には奥さんが目撃しており，特に前駆症状の訴えはなく，倒れた後は比較的速やかに会話可能となり意識状態も普段と同様であったことがわかりました．失神によって頭部外傷が引き起こされたことが考えられますね．それでは失神患者に対してどのようにアプローチするべきでしょうか？

失神患者へのアプローチ

　やりがちな間違いは，心電図を行い，明らかな異常所見が認められないと心血管性失神を否定してしまうというものです．来院時に不整脈を認めていると思いますか？　脳血流が回復し症状が改善しているからこそ目の前にいるわけです．初診時に失神患者に心電図を行い，診断に至る例は5％程度です．つかまればラッキーですが，正常であっても房室ブロックなどの心血管性失神は否定できないのです．心電図に異常がない患者に対して心エコーをやっても，診断に有用な所見を得られることはまずありません．

　重要なのは，もうおわかりですね．**病歴**です．とにかく心血管性失神らしい病歴（**表6**）をもらさないように根こそぎ聞き出すしかないのです．「心電

図は異常ありませんでした．繰り返すようならホルター心電図をとってみましょう」はよろしくありません．ホルター心電図をとったところでモニタリングできるのは 24 時間です．仰臥位での発症など，**病歴から心血管性失神が疑わしい場合には，モニタリングをしながら入院管理**したほうがよっぽど見つかります．急がば回れです．もちろん消化管出血や薬剤による起立性低血圧，神経調節性失神も考え，所見をとります．

　この患者は救急外来での診察では異常はつかめませんでしたが，数か月前にも同様の意識消失を認めていたこと，就寝中にも気が遠くなることがあるという病歴から入院管理としました．入院 2 日目，再度ベッド上で気が遠くなる感じがするという訴えがあり，心電図をとると完全房室ブロックが見つかったのです．

Case 15 ☞ 完全房室ブロック

　こうした例は少なくなく，何例も経験しています．何が重要なのかをいま一度確認しておきましょう．

研修医からの質問⑧

Q 子どもの頭部外傷患者に対する病状説明で注意することはありますか？

A 子どもが自宅や学校で転倒し，頭部などを受傷して救急外来を受診することはよくあります．多くの症例が軽症で，傷の処置を行い帰宅となりますが，その際に両親（特に母親）に対して「注意してくださいよ」「子どもから目を離さないでください」などと話していないでしょうか．子どもをもつ母親は大変です．家事を行いながら制御困難な子どもたちを常に注意し続けることはできません．両親を責めるのではなく共感するとともに，転んでも大事に至らないように突起物を保護するなど，予防を促したほうがよいでしょう．

原因検索で怠りやすい例

　最後に，日常診療でよく経験する原因検索を怠りがちな例をいくつか紹介します．

●───無菌性髄膜炎

　頭痛，嘔吐を主訴に28歳の女性が来院したとしましょう．意識障害は認めず，妊娠の可能性もなく，身体所見を踏まえて無菌性髄膜炎と考えたとします．このような患者に対してどのように対応しますか？

　無菌性であれば特にやることがないからアセトアミノフェンなどの鎮痛薬を処方して様子をみればいいのでは……，と思っていませんか．そのような判断をするからには，あなたは無菌性髄膜炎の原因をすべて評価したのですね？

　無菌性髄膜炎の原因は少なく見積もっても**表7**のとおりたくさんあります．HIV，結核を考えて問診していましたか？　無菌性髄膜炎の原因の多くはエコーウイルス，コクサッキーウイルスなどのエンテロウイルスであり，鎮痛薬を処方して症状の改善が得られることがほとんどですが，頭の中に考えるべき疾患を浮かべ所見をとっているかが問題です．検査をいろいろ行う必要がある，と言っているのではありません．鑑別するべき病態を考えて病歴，身体所見をとっているかが重要なのです．無菌性髄膜炎と診断して思考停止するのではなく，その**原因は何かを考える**ことを忘れずに！

●───便秘

　救急外来へ腹痛を主訴に来院し，便秘と診断することはありませんか？　普段から便秘がちで薬をもらっていて，処方薬がなくなり薬をもらいに救急外来を受診する患者は意外と多いものです．その際に下剤を処方しているだけになっていませんか．

表7 無菌性髄膜炎の原因　これだけはチェック

ウイルス	エコーウイルス コクサッキーウイルス A，B 単純ヘルペスウイルス 2 型 ヒト免疫不全ウイルス（HIV） リンパ球性脈絡髄膜炎ウイルス アルボウイルス ムンプスウイルス ポリオウイルス
細菌	傍髄膜感染症（硬膜外・硬膜下膿瘍） 細菌性髄膜炎の partially treated レプトスピラ症 ライム病 結核 細菌性感染性心内膜炎
薬剤性	イブプロフェン
悪性腫瘍	悪性リンパ腫 白血病 転移性腫瘍 アデノカルチノーマ

　便秘の原因は多岐にわたり，そのときに重症感がなくても後に重篤化する病気が隠れていることがあります．大腸癌が代表的ですね．また薬剤の影響で便秘を認めることも多いです．腹痛の原因検索を行うのは当たり前として，そこで便秘と判断して思考停止するのではなく，**なぜ便秘になったのか**まで考え，対応しましょう．

> **内科救急のオキテ**
>
> **いかなるときも原因検索を怠るな！**

▶ Case 15

文献

1) Prandoni P, et al: Prevalence of pulmonary embolism among patients hospitalized for syncope. N Engl J Med 375(16): 1524-1531, 2016.
2) 坂本 壮：救急外来ただいま診断中！pp45-57, 中外医学社, 2015.
3) Sheldon R, et al: Historical criteria that distinguish syncope from seizures. J Am Coll Cardiol 40(1): 142-148, 2002.

研修医からの質問⑨

Q ショックのときの皮膚所見はどのようなものですか？

A 網状皮斑（livedo）を覚えておきましょう．一度見たら忘れないと思うので，目に焼きつけておいてください（**図1**）．両側性ですから，蜂窩織炎や壊死性軟部組織感染症，深部静脈血栓症は疑いませんよね．状態が悪い患者にこのような所見を認める場合には，循環不全を示唆しているため，ショックと考え対応しましょう．乳酸値も間違いなく増加しているでしょう．

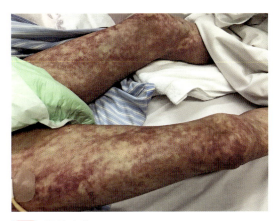

図1 網状皮斑

第5章 原因検索を怠るな！

One more message

場所が変わればマネジメントも変わる！
相手の立場を考え対応せよ！

> 金曜日の16時ごろ，近隣のクリニックから肺炎の80歳女性の入院依頼の電話がかかってきた．患者は数日前から感冒症状を認め，解熱薬や漢方薬で様子をみていたものの症状が改善せず，来院当日の昼前にクリニックを受診し，精査の結果，肺炎と診断し抗菌薬治療を開始したという．現在酸素は要していないものの，自宅に帰すのは難しいと判断したということであった．検査は採血検査，胸部X線を行い，グラム染色や培養は提出していない．

大学病院や市中病院で働いていると，このような患者の転院依頼を多く経験します．みなさんは快く転院を受けることができているでしょうか．「何でこんな時間に……，もっと早く紹介してくれれば……」「培養提出せずに抗菌薬投与したら起因菌がわからないじゃないか……」「入院適応ないのでは？」などの意見をもつ人もいるのではないでしょうか．

私も経験の少ない研修医のときにはそのように考えてしまっていました．研修医のみなさんが働いている研修病院では，多くの場合，検査は何でも行うことができ，結果も迅速に返ってくることでしょう．肺炎の診断に胸部X線やCT，グラム染色，喀痰培養，血液培養，尿中抗原は必須の検査と考えている人もいるかもしれません．しかし本当にそうでしょうか？

グラム染色が施行可能な病院では，肺炎の診断にグラム染色を行うことは必須と考えますが，クリニックでは通常行えません．同様に，血液培養や喀痰培養も難しいでしょう．そして，採血を提出しても結果が届くまでに早くても数時間はかかるのです．

また，研修病院では診断に迷ったときに相談できる上司や専門家がいるのに対して，クリニックではたくさんの患者を診ながら1人で判断しなければなりません．資源や人材に加え，1人の患者にかけられる時間も限られている事実を理解しておく必要があります．

　さらに高齢者の場合には，生活背景（1人暮らし，患者自身が家族の介護をしている，ADLの低下など）も意識し対応しなければなりません．たとえ病状は外来通院可能でも，1人暮らしで不安要素がある，移動手段の問題で外来通院が難しい，認知症の影響で定期的な内服が困難であるなどをしばしば経験します．そのような患者が多く来院しているのがクリニックです．

　こういったことを理解していると，クリニックからの転院依頼は快く瞬時に受け入れる必要があるとわかると思います．嫌がらせで夕方に紹介しているのではなく，何とかクリニックで，外来で対応できないかを考え，どうしても難しい場合に連絡がくるのです．満床で入院が難しくても，精査のためにいったんは受け入れて再評価を行い，必要であれば追加の検査を行って，その後の対応を決めればよいでしょう．ベッドがないから受け入れないというのは正しい判断ではありません．精査をして肺炎以外の原因が見つかるかもしれません．やはり入院が必要と判断し，どうしてもベッドがなければ転院先を探せばよいでしょう．

　最後に，病気の初期を診ているのもまたクリニックの医師であることを忘れてはいけません．研修医が対応する患者は，自身の病院を受診する前にクリニックを受診していることがよくあります．この場合，間違っても前医を否定してはいけません．「後医は名医」であり，時間経過が診断をたやすくしてくれているだけのことも多いので，「もう少し早く来てくれれば……」や「この薬は不要でしたね」などの発言は不適切です．相手の立場を理解し，患者のために適切なマネジメントが行えるようになりましょう．

救急外来で備えておくべき心構え

病状説明は超重要――急がば回れ！

　ここまで，救急外来で帰してはいけない患者を見逃さないための5つのポイントを代表的な症例を通じて学んできました．見逃してはいけない患者の特徴は理解できたと思いますが，帰宅可能と判断した患者をどのようにマネジメントするべきでしょうか．

　「帰宅可能＝軽症」というわけではありません．病状を十分に理解してもらい，帰宅後もしかるべき対応を行うことができて初めて治療終了です．蜂窩織炎を例にとれば，抗菌薬を適切な量，回数，期間内服し，さらに患部を挙上し管理しなければ予定どおりの経過をたどらないでしょう．病状が悪化する可能性もあります．そうならないためにも，帰宅させる前に十分な病状説明を行う必要があるのです．

　みなさんは十分な説明を行うことができているでしょうか．患者の病状の理解が乏しい場合は家族やキーパーソンへの説明が必須ですが，疎かになっていませんか？　忙しい救急外来ではなかなか時間がとれないこともありますが，他の患者の検査待ちの隙間時間などを利用し，説明することを心がけましょう．「急がば回れ」の精神で，その場で時間をとり，症状の再燃，悪化を防ぐことが必要です．

再発を防止せよ――防御は最大の攻撃だ！

　例えば低血糖で来院した患者に対しては，シックデイ時のインスリンや経口糖尿病薬の使用，内服方法を説明します．排尿失神の患者では，過度の飲

酒や血管拡張薬の服用を避けること，夜間は便座に腰かけて座位で排尿することを指示します．また薬剤による症状で来院した患者に対しては，内服薬の副作用や必要性に関して話し合います．何とか帰すことを考えて対応するだけではなく，同じことを起こさせないようにアドバイスすることも忘れないようにしましょう．これらは慣れれば10分程度で説明可能です．再度救急搬送されるより，ずっといいですよね．

　他院にかかりつけの患者を帰宅させる場合には，簡単で構わないので症状経過を記載し，患者に渡すとよいでしょう．四肢の打撲やインフルエンザなど，軽症でその後の生活に大きな影響が出ない場合には不要ですが，内服薬の調整が必要な場合，緊急性はないものの精査が必要な場合，経過を厳重に診る必要がある場合などは必ず作成し，行った検査結果とともに患者に渡す，もしくはかかりつけ医にFAXするなど，次につなげることを怠ってはいけません．

除外して安心するな―緊急性はありません?!

　救急外来では緊急性が高い疾患，重篤な疾患を見逃さないようにアプローチする必要がありますが，これらの疾患を除外し安心してはいけません．「緊急性はありません」「怖い病気は否定的です」と言って安心していませんか．

　例えば72歳の男性が胸痛を主訴に来院した場合を考えてみましょう．

　胸痛を主訴に来院した患者ですから，当然，急性冠症候群（acute coronary artery：ACS）を見逃さないように病歴を聴取し，心電図やトロポニンなどのバイオマーカーを提出します．そこでST上昇など心筋梗塞を積極的に示唆する所見を認めれば話は簡単ですが，多くの場合は検査結果がはっきりせず，ACSは疑いながらも悩ましいことがほとんどです．そのような場合に，ACSを否定することばかりに気をとられていてはいけません．「ACSではない」と確実に判断するためには，他の胸痛の原因となる疾患を同定す

ればよいのです．当たり前といえば当たり前ですが，これが意外とできていません．

　この患者は背部を見ると皮疹を認め，帯状疱疹と診断しました．帯状疱疹と診断することができれば，ACS を気にする必要はありません．もちろん併発することもありますが，それを言い出したら切りがありません．胸痛患者をみたら心電図やトロポニンなどのバイオマーカーを確認することももちろん重要ですが，病歴や身体所見から帯状疱疹などの common な疾患を確定する努力も怠ってはいけないのです．患者は，「怖い疾患ではありません」と言われても不安は取り除かれないでしょう．それよりも具体的な疾患名を伝えられたほうが安心するのです．

　勘違いしてはいけないのが，確定診断には多くの検査が必要というわけではない点です．この症例の場合も，背面を観察するのと，採血結果が判明するのではどちらが時間がかかるかは明らかでしょう．同じように，めまい患者に対して CT や MRI を撮影するよりも，病歴や身体所見から後半規管型の BPPV らしいと判断できれば Dix-Hallpike 法，そして Epley 法を行い症状が改善すれば，画像検査は不要です．

　見逃してはいけない疾患を確実に除外するためには，症状を説明しうる原因を同定すればよいのです．そしてそこに寄与するのは多くの場合，病歴，身体所見であって，検査ではないのです．

*

　みなさん，いかがだったでしょうか．見逃さないポイントは意外と当たり前のことと感じたのではないでしょうか．「病歴，バイタルサイン，身体所見から危険なサインを察知し，頻度の高いものから鑑別を挙げたうえで必要な検査を行い，原因を追及する」，という当たり前のことを実践すればよいのです．

診断名一覧

Case 01 嘔気，脱力で救急搬送された78歳・女性　　006
☞ **心筋梗塞**

Case 02 飲酒後に嘔吐，めまい出現の68歳・男性　　015
☞ **小脳梗塞**

Case 03 左手に力が入らず，呂律も回らない75歳・男性　　029
☞ **大動脈解離**

Case 04 転倒，顔色不良で救急搬送された75歳・男性　　044
☞ **出血性ショック**

Case 05 卒倒後，ぼーっとしている68歳・女性　　050
☞ **くも膜下出血**

Case 06 感冒症状があり，反応が乏しい68歳・男性　　054
☞ **細菌性髄膜炎**

Case 07 呼吸困難と両手のしびれを訴える74歳・女性　　067
☞ **肺血栓塞栓症**

Case 08 口に運んだ食事をこぼす88歳・女性　　076
☞ **薬の副作用による意識障害**

Case 09 倦怠感と嘔吐で受診した72歳・男性　　087
☞ **高カリウム血症**

Case 10 側腹部痛で目が覚めた58歳・男性　　091
☞ **尿管結石**

Case 11 発熱，下腹部痛が出現した64歳・女性　　097
☞ **急性閉塞性腎盂腎炎による敗血症**

Case 12 左腓腹部の激痛を訴える42歳・男性　　113
☞ **壊死性軟部組織感染症**

Case 13 感冒症状，呼吸困難を訴える78歳・男性　　121
☞ **肺炎球菌性肺炎**

Case 14 増強する腹痛が出現した58歳・男性　　138
☞ **電撃性紫斑病**

Case 15 転倒し，頭部を打撲した68歳・男性　　148
☞ **完全房室ブロック**

索引

数字・欧文

10 の鉄則　58
ABC の安定　58
ADD risk score　32
A-DROP　125
AIUEO TIPS　62
AMPLE 聴取　59
BEE　90
BPPV（良性発作性頭位めまい症）　25
CGA（高齢者総合的機能評価）　27, 43
coronary risk factor　10
CURB-65　125
Diehr ルール　123
dish water　117
EGSYS スコア　155
Epley 法　26
finger test　117
Geckler 分類　128
Heckerling スコア　123
Henderson-Hasselbalch の式　65
historical criteria　154
Kussmaul 呼吸　65
Miller & Jones 分類　128
PSI　136
qSOFA　74, 140
Revised Geneva スコア　69
SIRS criteria　73
SOFA　74, 140
STONE スコア　92
Wells スコア　69
WFNS 分類　52
WUH 基準　133

あ行

胃腸炎　20, 122
意識障害　48, 51, 54, 58, 74, 76
意識消失　60, 150
意識状態　77
痛み　113, 116
　——，大動脈解離の　31
　—— の OPQRSTA　32
　—— の移動　36
運動障害　29
エコー　89, 94, 101
壊死性筋膜炎　113
壊死性軟部組織感染症　113
お薬手帳　79
悪寒戦慄　100, 123
嘔気　6, 15
嘔吐　15, 19, 87
横紋筋融解症　108

か行

カルシフィラキシス　118
家族歴　11
過換気　65
過換気後無呼吸　64
喀痰培養　130
完全房室ブロック　156

索引

患者の協力　102
感染源コントロール　98
感冒症状　54, 121, 122
顔色不良　44
起因菌　104, 117, 127, 145
急性閉塞性腎盂腎炎　99
胸痛　9, 35, 88
胸部CT　130
胸部X線　130
菌血症　61, 100
クレブシエラ　104
グラム染色　104, 127
くも膜下出血　34, 51
解熱鎮痛薬　79, 82
痙攣　152
血液ガス　89, 99, 100
結核　135
倦怠感　87
検査　108, 110
　──の3種の神器＋1　100
子どもの頭部外傷　156
呼吸困難　67, 121
呼吸数　64, 74, 77, 124
誤嚥性肺炎　136
抗菌薬　98, 106, 117, 129, 144
抗ヒスタミン薬　80
降圧薬　79
高カリウム血症　46, 88
高齢者　9, 28, 82
高齢者総合的機能評価（CGA）　27, 43
構音障害　29

さ行

左右差　18
　──, くも膜下出血の　52
　──, 血圧の　31

再発防止　162
細菌性髄膜炎　55
ショック　45
ショックインデックス　72
しびれ　67
自己診断　38
失神　35, 60, 150
湿疹　118
受傷原因　149
収縮期血圧　74
重症度　112
重症敗血症　142
出血性ショック　45, 143
出血量　46, 73
女性　9
徐脈　45
小脳梗塞　16
小脳出血　18
心筋梗塞　8, 36
　──の危険因子　11
心血管性失神　150, 155
心原性脳塞栓症　108
心電図　12, 89, 103
心不全　133
身体所見　59
深部静脈血栓症　118
腎機能　88
水腎症　94
睡眠導入薬　79
髄膜炎　135
説明　162
増悪　143
卒倒　50

た行

代謝性アシドーシス　65

体温　72
体幹失調　19
大腸菌　104
大動脈解離　30
　──の痛み　31
　──の身体所見　32
脱力　6
脱水の評価　126
胆管炎　99
治療可能な認知症　83
虫垂炎　20
鎮痛薬　95
てんかん　152
低血糖　60
低リン血症　133
典型的症状　28
転倒　44
電撃性紫斑病　145
糖尿病　9
頭部外傷　149
突然発症　32

な行

二峰性　123
乳酸値　100, 142
尿管結石　92
尿中抗原　130
妊娠　21
認知症　83
年齢　10, 27
脳梗塞　16, 30, 61
　──の危険因子　22
脳卒中　16, 41

は行

バイタルサイン　40, 59, 66, 116, 126

肺炎　122
肺炎球菌性肺炎　128
肺血栓塞栓症　68
敗血症　61, 98, 99, 139
敗血症診断のアルゴリズム　73
敗血症性ショック　142
発熱　97
比較的徐脈　47
皮下血腫　118
冷や汗　11
非定型肺炎　132
非典型的症状　14
病歴　59, 155
貧血　109
不定愁訴　88
腹痛　20, 91, 97, 138
腹部エコー　99
平均血圧　142
便秘　157
ポリファーマシー　79, 82
蜂窩織炎　116, 118

ま行

見逃されやすい疾患　2
脈拍　47
無菌性髄膜炎　157
無痛性心筋梗塞の危険因子　9
めまい　15, 23
　──の持続時間　25
　──の潜時　25
網状皮斑　145

や行

薬剤　79, 82
遊走性紅斑　118
腰椎穿刺　56

ら行

良性発作性頭位めまい症（BPPV）　25

緑膿菌　104
レジオネラ肺炎　131
レジオネラ病　131